発想の航跡 別巻

発達障害をめぐって

神田橋 條治

岩崎学術出版社

まえがき

老齢になったボクは週二日の診療で、一日四十～五十人の外来を診ています。その中の三分の一は発達障害を基盤にした患者さんです。多くは本人自身ならびに家族の無理解さらには人生での傷つき体験から、「生来の脳の発達凸凹を無視しての活動負荷、によって二次障害を受けている」人々です。さらに加えて、「専門家による不適切な向精神薬治療、によって三次障害を蒙っている」人もあります。発達障害の根本的治療法はまだありませんが、「脳は常に発達し続けている」が頼りです。その脳自身の発育努力を援助し妨げないことが、わたしたちの正しい方針だと思っています。その考えで毎日の診療をしています。

『発想の航跡』の読者はおもに専門家ですし、本の厚さも値段も一般向けでありません。そこで「発達障害」に関する部分を別冊とし、当事者や家族の方々向けの本に纏めてみました。纏めるにあたって、ボクの現時点での診療の実際と考え方について、「現時点でのボクの『発達障害』診療」と題しての書き下ろしを、この別冊の第一章として添えることにしました。

発達障害の増加に伴い、関連の出版物が洪水のように溢れています。ほとんどは「外の視点」から書かれたものです。ごく少数ですが、当事者の「内の視点」から書かれた体験記があります。それを是非お読み下さい。発達障害は各人各様ですから、体験も各様です。ただ一点だけ共通するのは、外からの「理解」と内からの「体験」の食い違いの酷さです。何の苦しみでも「病んでいる・つらい体験」は他人にはわからないのが当然ですが。発達障害では他のすべての「病い」と比較して群を抜いています。体験の豊かさや細やかさや複雑さ、とコミュニケーション機能の未発達の組み合わせが生み出した結末なのでしょう。体験記を読まれることで、外からの「理解・判定」は実はとんでもない「誤解」であり、専門家が良かれと思って行う援助や助言で当人も家族も却って苦しむ結果になり、「二次・三次障害」を増やしているのかもしれないと、「立ち止り省みる」余裕が生まれますと、そこから新しい道が開けます。一言でいうと専門家が知識を盛り込んで書いている解説書（ほとんどの書籍）は当事者（本人と家族と援助者）にとって益が少なく害が大きいです。

神田橋　條治

二〇一八年夏

目次

第二部　発達障害の診断と治療

第三部　発達障害を読む

イントロダクション

現時点でのボクの「発達障害」診療

I　原因についての想定

発達障害の洪水のような増加の原因について、重要度の高いものから順番に三つを想定しています。

①食品公害ことに農薬汚染　江戸時代の人の体の中にはなかった何万種類の化学物質が地球上に浸透し、当然われわれの体内に入っています。その複合作用は科学的に検討のしようもありません。しかし、素人の常識で考えますと、ある生命を「殺すことを目的に」発明されている物質が他の生命に「全く無害である」と考えるのは虫が良すぎます。農薬と殺虫剤と殺菌剤がそれです。それぞれ「安全のための使用基準」が定められているのは「それを越えると危険だ」ということで、「基準内なら全く無害である」わけではありません。「疑わしきは罰せず」は犯罪についての原則ですが、「有害との疑いはあるが確証がないので罰せず」と許可されている化学物質をわれわれは何種類も毎日摂取しています。「何種類も複合して体内に入れた場合の安全基準」はどこにもありません。「自然食」と言われるものと

て例外ではありません。

②発達には動植物を含め皆凸凹があります　「個性」の生まれつきの生体部分はそれです。発達の遅れた脳部分は生まれてから懸命に発達しようとします。生まれつきの部分には遺伝もありますので、両親のいずれかに凸凹の特性はあります。しかし脳自身の努力の成果で社会生活ができるようになっています。仕事をし結婚して子どもをもうけているのがその証拠です。

③発達に役立つのはトレーニングです　最適なトレーニングは個体ごとにそれぞれ異なります。自然環境のような無限の種類がある環境では幼児はちょうど適切なトレーニングを自分で選択して発育してゆきます。人工的な環境にはその多様性がありません。マッチングがズレると却って有害になるのはすべてのトレーニングの本質です。マッチングが良いときは個体は「気持ちが良い」表情になり「熱中」します。「ヤッター」体験が伴います。マッチングが悪いと「気持ちが悪く」避けよう、あるいは「頑張ろう」とします。これが育児や治療や援助の際の最良の見分け方です。

Ⅱ　ボクの診断法

すでに発達障害を疑って来院する人が半数ですが、その他の診断で治療を受けていて、うまくゆかないので来院する人もいます。ボクは脳の苦しんでいる場所を眺めるだけで察知できますので左前額部の奥、ブローカーの言語中枢の下のあたりに苦しんでいる場所を察知できると、発達障害を疑って幼い時からの歴史を調べて行きます。

幼児期からの得意・不得意について質問します。すでに知能テストを受けていてその結果を見せてくださると役立ちます。ボクは時間の余裕がなくて自分ではしません。

次にフラッシュバックについて訊きます。ほとんど全員がこれまでいろいろと傷ついた体験がありますから、よっぽど良い環境にいた人を除いて、みなフラッシュバックがあります。フラッシュバックの程度は、これも脳の現在の興奮具合を直接観察することをボクはできるので、おおよその見当がつきます。

Ⅲ　治療的援助

次に、現在受けている治療や援助とその効果について訊きます。飲んでいる薬の現物を見せてもらいます。発達障害の脳はひどく敏感で、しばしば食品や化学物質や電磁波への拒否反応がありますので、薬物は有効作用より有害作用がほとんどです。有害反応として幻覚妄想や興奮が起こって、それに対し精神科薬物が追加処方されて「薬まみれ」になっている人は少なくありません。その結果「難治性統合失調症」と診断されている人もあります。「気」による判定や「Oリング・テスト」で脳が嫌がっている薬物をやめてゆく計画を立てます。電磁波や化学染料や化学繊維などに対する拒否反応を診るのに、その物質を脳に「近づけたり・離したり」して感知する練習を教えます。パソコンやスマホからは電磁波が出ますから市販の電磁波防止具グッズやチタン入りのテープを紹介します。

次に、脳の発育を援助する栄養食品としてビタミンB6（国内で入手できるものとしては、大塚製薬がアメリカから輸入して、Nature madeという名前で販売している品だけが有効です。たいていのドラッグストアで買えます）を大人は一日2錠、幼児は1錠勧めます。Oリングで量を決めるとさらに確かです。同じシリーズのマルチビタミン・ミネラルという製品を一日2分の1錠加えるほうが良い人もいます。

次に、本を紹介します。まず『発達障害の原因と発症メカニズム——脳精神科学の視点から』（黒田洋一郎・黒田純子著、河出書房新社）、これをぜひ読んでほしいです。つぎに『人間脳の根っこを育てる』（栗本啓司著、花風社）をお勧めします。花風社は「発達障害を治す」との情熱で出版を続けている出版社ですから、当事者の体験記を含め前向きの出版物を数多く出しています。書店で手に取ってみてください。『ウチの子発達障害かもと思ったら最初に読む本』（広瀬宏之著、永岡書店）はすぐに役立つ助言集です。明るい展望が拓ける点が類書と異なります。ボクは栗本さんの考えを下敷きにして次の体操を考案して、皆さんに勧めています。

Ⅳ　「進化の体操」

人の胎児があたかも進化の過程をなぞるように子宮内で発育していくことはよく知られています。そして、発達障害とはその発育の進み方のあちこちで小さな疵があり、最終的に発達したヒト脳でなんとかやりくりしてカバーしようと四苦八苦しているのが発達障碍者の状態であると仮説して、栗本啓司さんはいろいろな体操を工夫して効果を挙げておられます。その仮説に添ってボクは「進化の体操」なるものを考案しました。次のようなものです。

①**「芋虫だよ」**（図1）　布団の上に「キヲツケ」の姿勢でうつ伏せになって、手足を体につけ、幻の尻尾が生えているとイメージして、芋虫や蚕や尺取虫のように動きます。初めは難しいですが、慣れるにしたがって全身の骨がバラバラに動けるようになります。つまり脳と全身の各部分がつながったのです。

②**「お魚だよ」**（図2）　手首から先を開いて、ひれに見立て、幻の尻尾と下肢を尾びれに見立ててお魚が泳いでいる動きをします。水槽のお魚を真似て、幻の尻尾を活用して身を捩ったりしましょう。上半身は左右に捩って、お魚

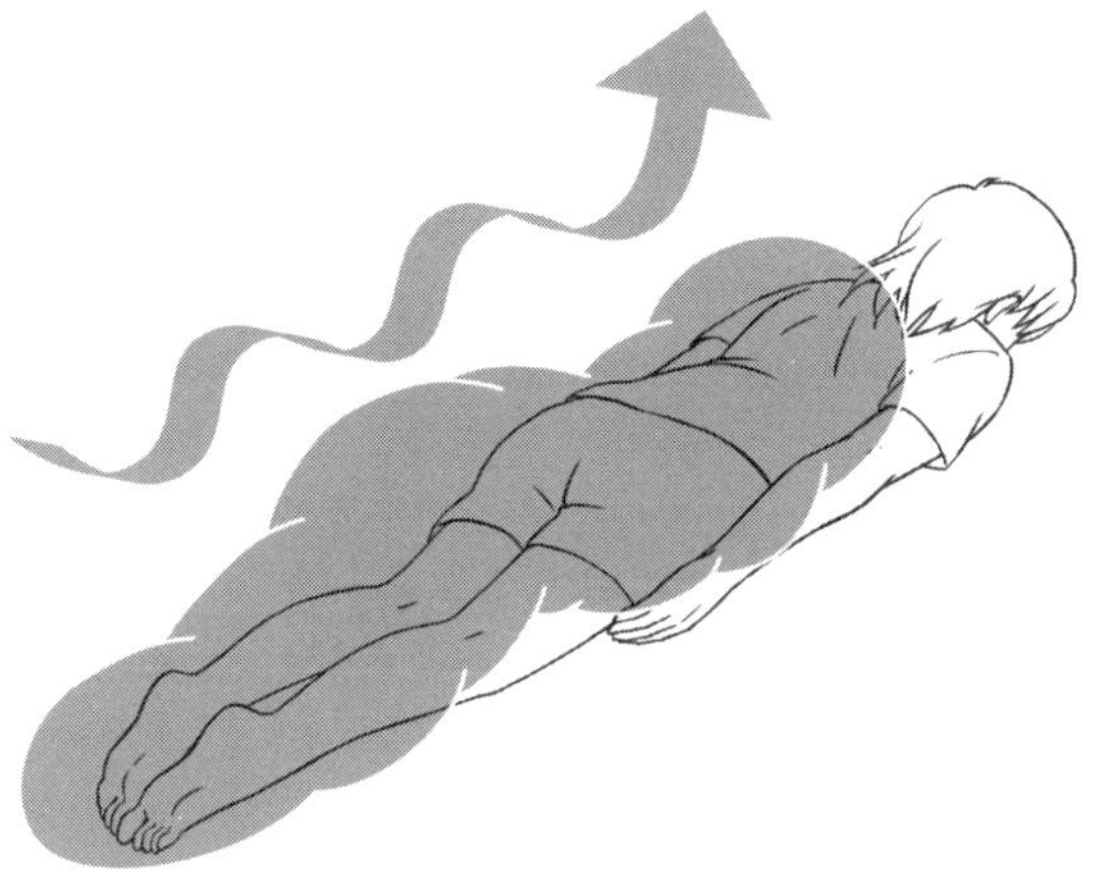

図 1　「芋虫だよ」

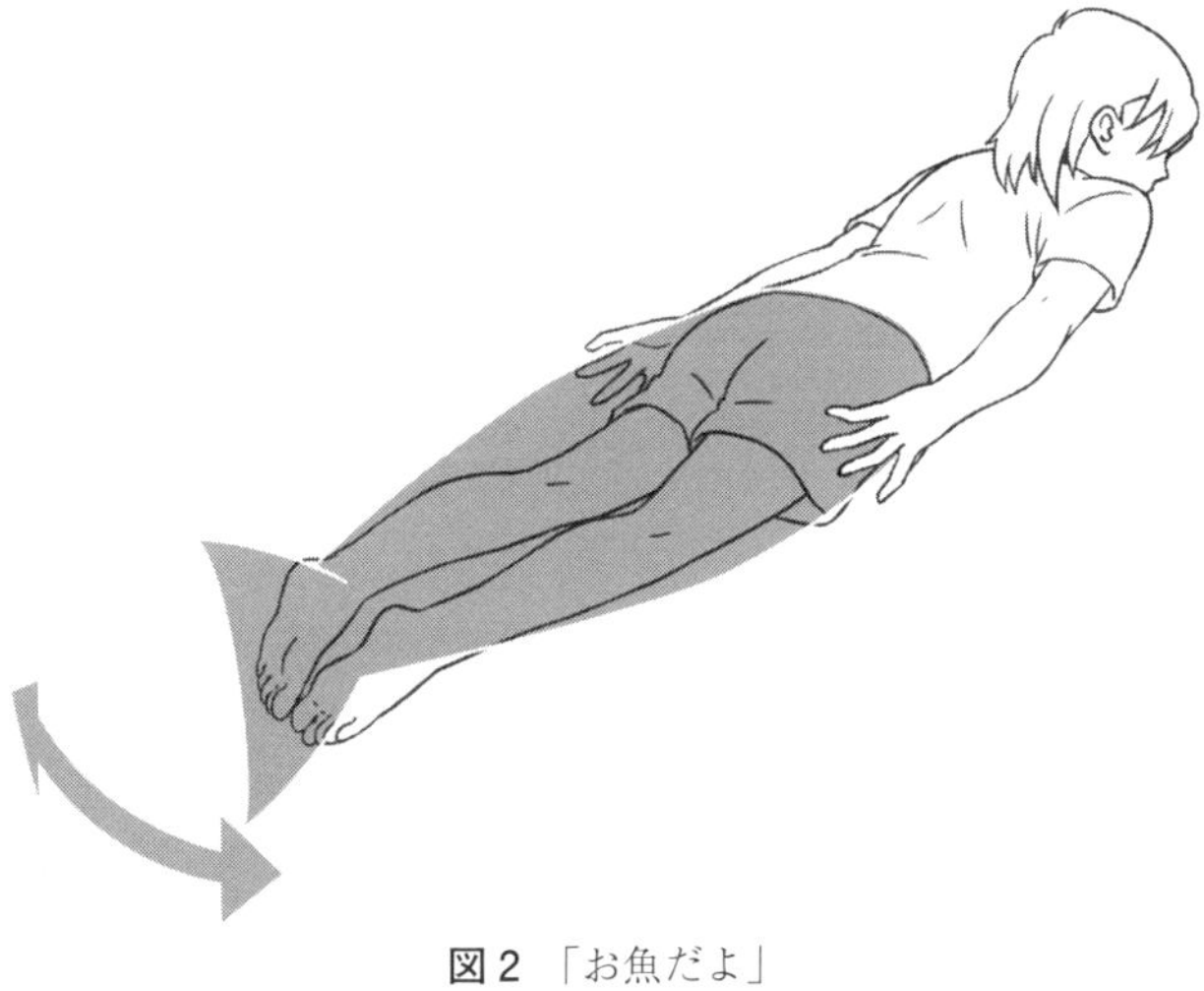

図 2　「お魚だよ」

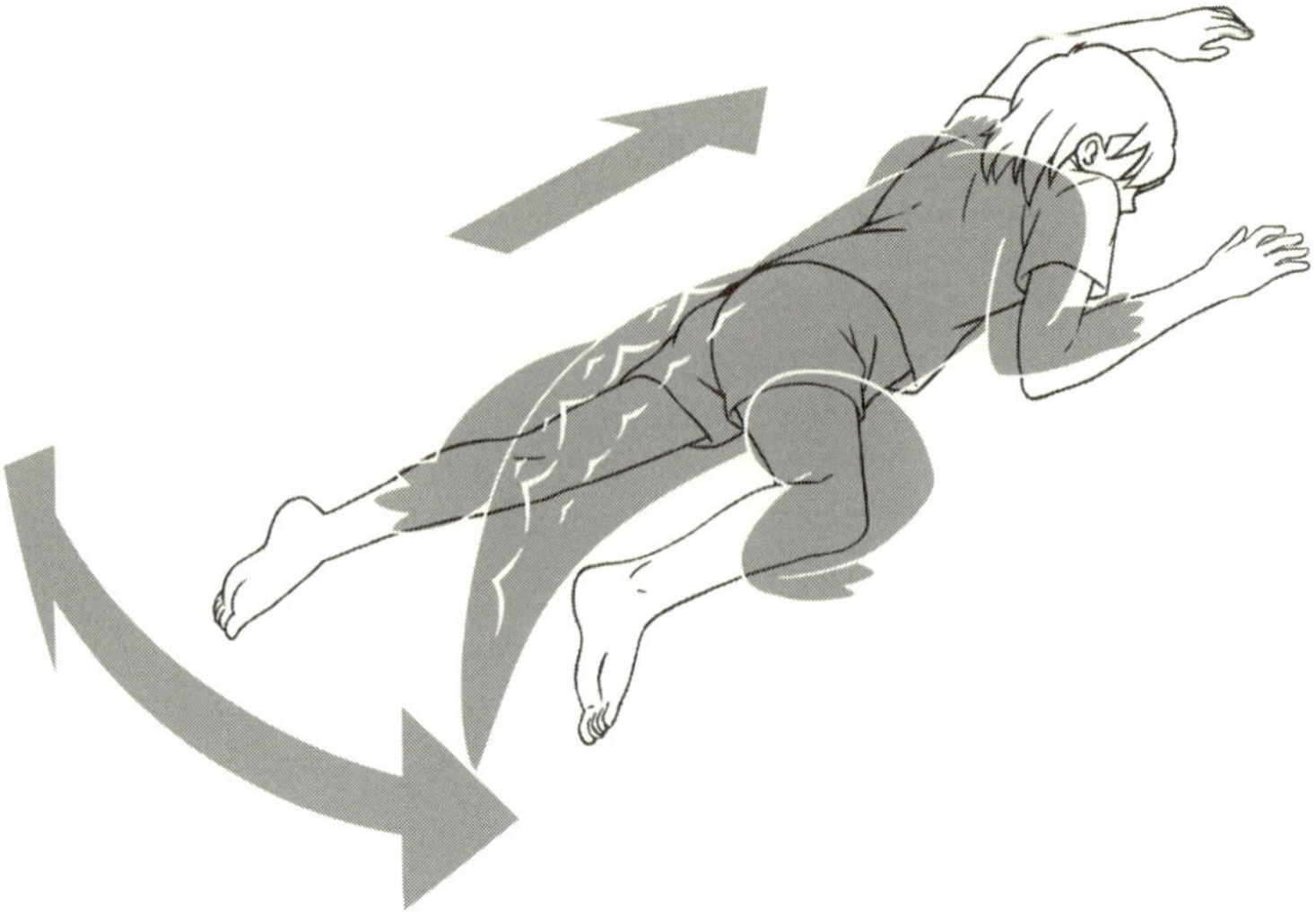

図３「陸に上がるよ」

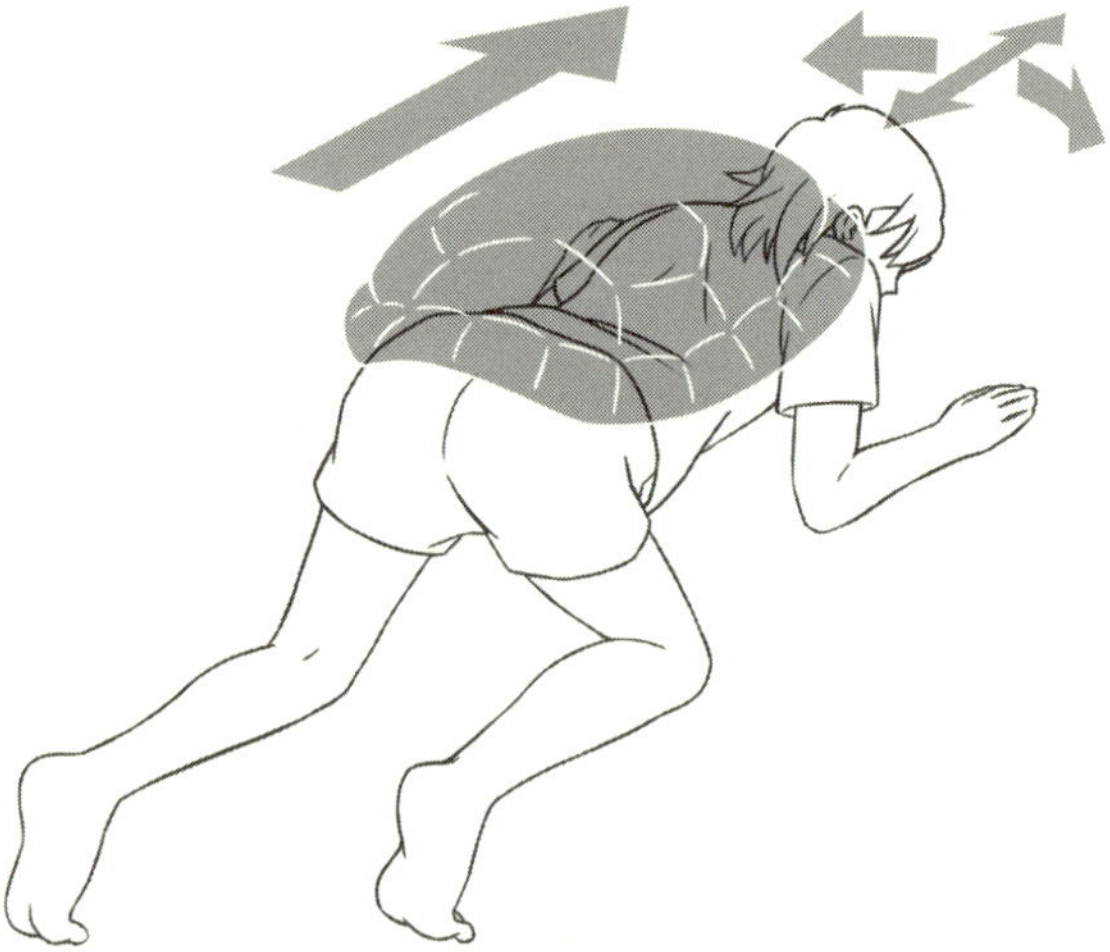

図４「亀さんだよ」

の泳ぎに似せましょう。

③**「陸に上がるよ」**（図3）　イモリやサンショウウオやトカゲの動きです。ワニの動きをイメージして、片側の肘と膝を近づけるときは反対側の肘を離すようにすると、ワニに似ます。幻の尻尾を巨大にすると、背骨全体をクネクネ動かしやすいので、ワニらしさが上手にできます。ここまではお腹が布団に着いています。

④**「亀さんだよ」**（図4）　ここで、初めて、お腹が布団から離れます。手の指と足の指を立てて肘と膝で体重を支えて身体を浮かします。首をあちこちに向けながら、実際に歩く動作をします。

⑤**「牛・馬だぞ」**（図5）　四足動物の歩き方です。馬が走っている様子を思い浮かべて、ここで初めて、手足が互い違いに持ち上がったりします。幻の尻尾のイメージを使って、背骨を猫の様に動かすのも脳神経系のトレーニングになります。

⑥**「お猿さん」**　お猿さんは両手・両足を上手に使って、木登りができます。⑤の姿勢のままで、手足の指をモジャモジャ動かして木登りのイメージをします。尾長猿をイメージして木

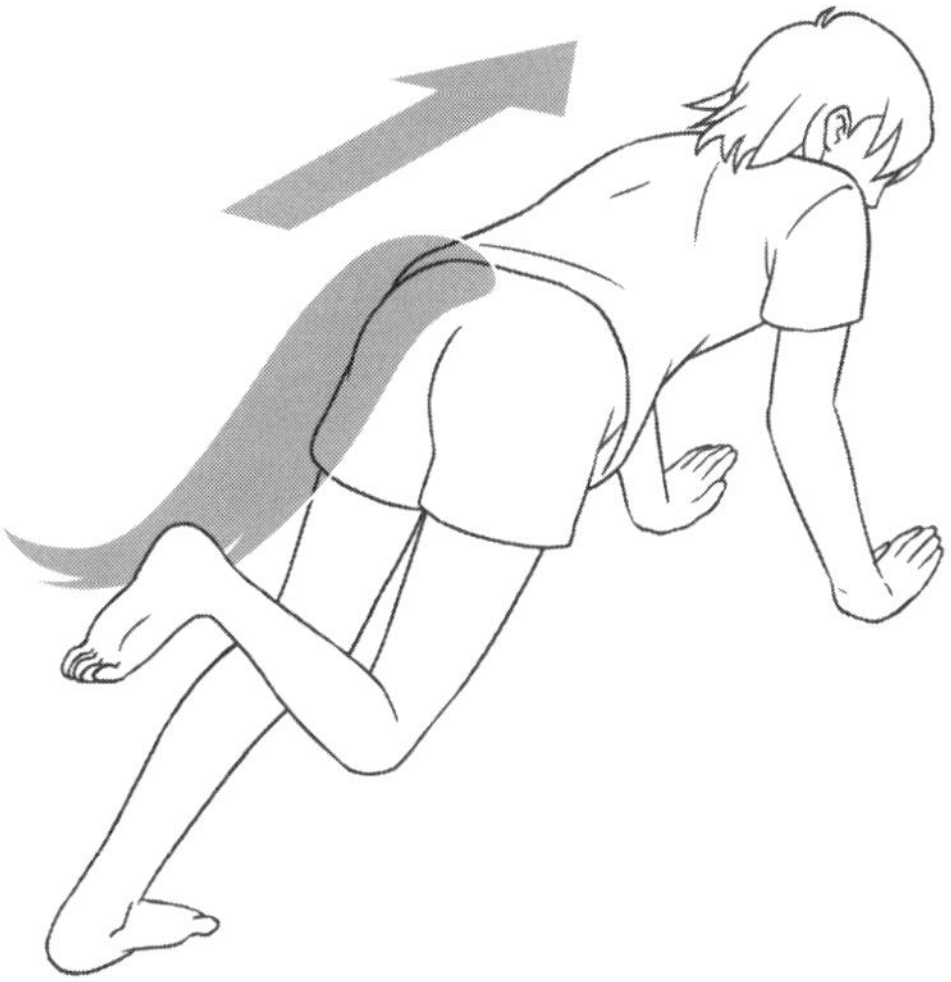

図5　「牛・馬だぞ」

の枝を摑む動きも、脳神経のトレーニングになりましょう。

以上六種の体操を一つを十秒ぐらいするだけです。終わった時に、窓の外の景色を眺めると、予想もしなかったほどに心身が爽やかになっているのが分かります。「気持ちがイイ」です。脳と身体との連結が強化されたのです。もう一度初めから繰り返してもいいし、朝夕してもいいです。

一応できるようになったら、一つ進化するたびにその前の動きが全部、少しずつは含まれているようにします。そうすると「お猿さん」は①から⑤までの動きを全部含めて動くことになり、終了後ヒトとして二本足で歩く際に、⑥までの全ての動きを含めて歩くトレーニングができます。健康な人でも、してみると爽やか感があり、続けているとしだいに、体の動きがしなやかになり、ダンサーになった気分がします。ボクたちはみな多少は発達段階の疵があるのかもしれないと思います。ひょっとしたら、認知症の予防効果があるかもしれません。注意して欲しいのは、何かが「できる・できない」よりも、「気持ちがイイ」が一番信頼できるサインだということです。

V　「指いい子」

ボクの外来を受診された方がいちばん喜ばれるのは、この「指いい子」です。発達障害の人の脳は慢性の興奮状態です。それを鎮めてあげる方法です。子どもさんの場合は自分では出来ませんので、図6・7のように大人の膝に両足を載せて、大人が五本の指をすぼめる形にして、子どもの指先を擦るのです。擦り方は「それぞれの指の先に蓋がかぶっていて、そのビンの蓋を開ける回し方」で擦るのです。身体に触れられることを嫌うお子さんでは、空中の幻の蓋を開ける回し方でも効果があります。逆回しにすると脳を興奮させますから間違えないでください。一つの指に

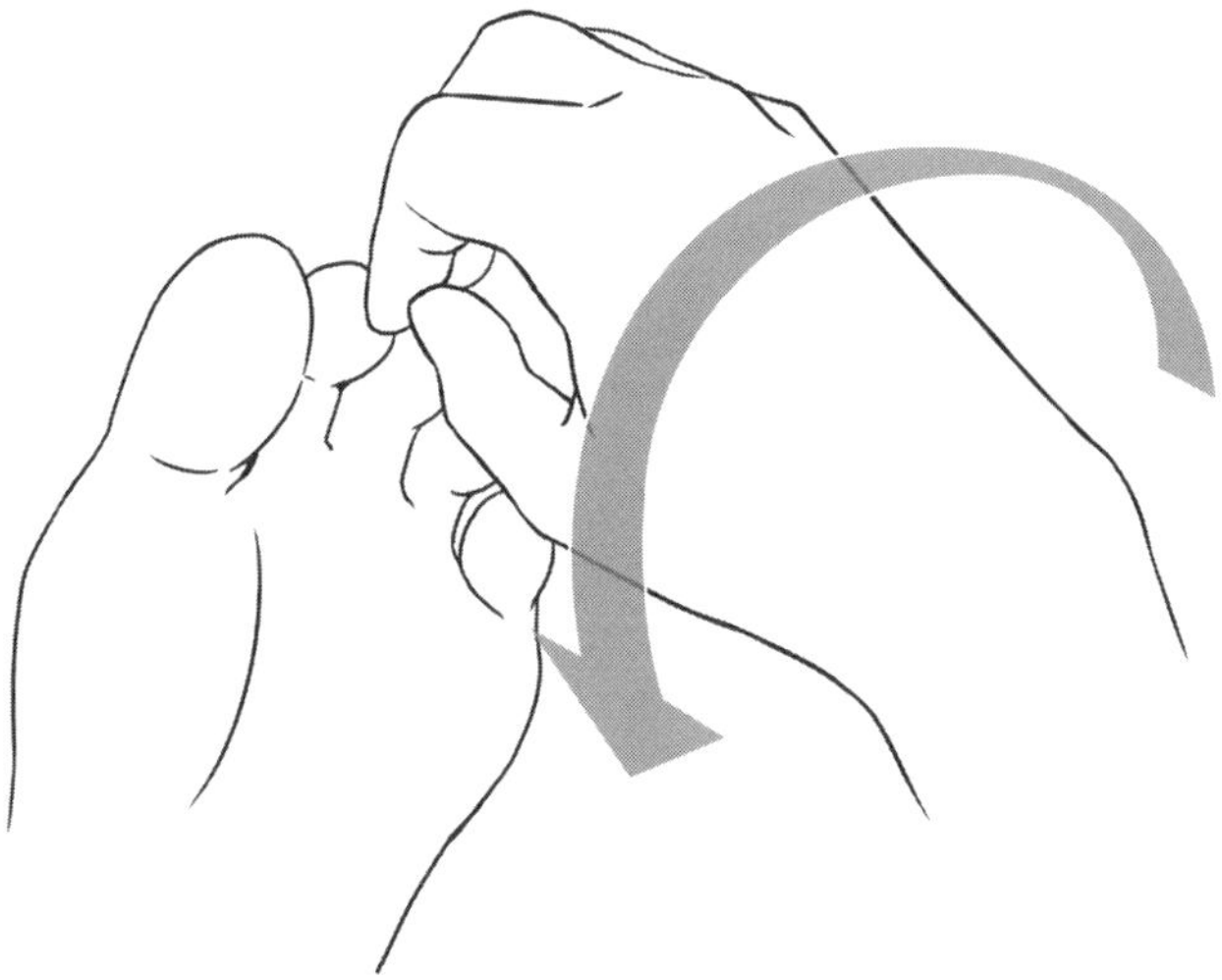

図6　「指いい子」①

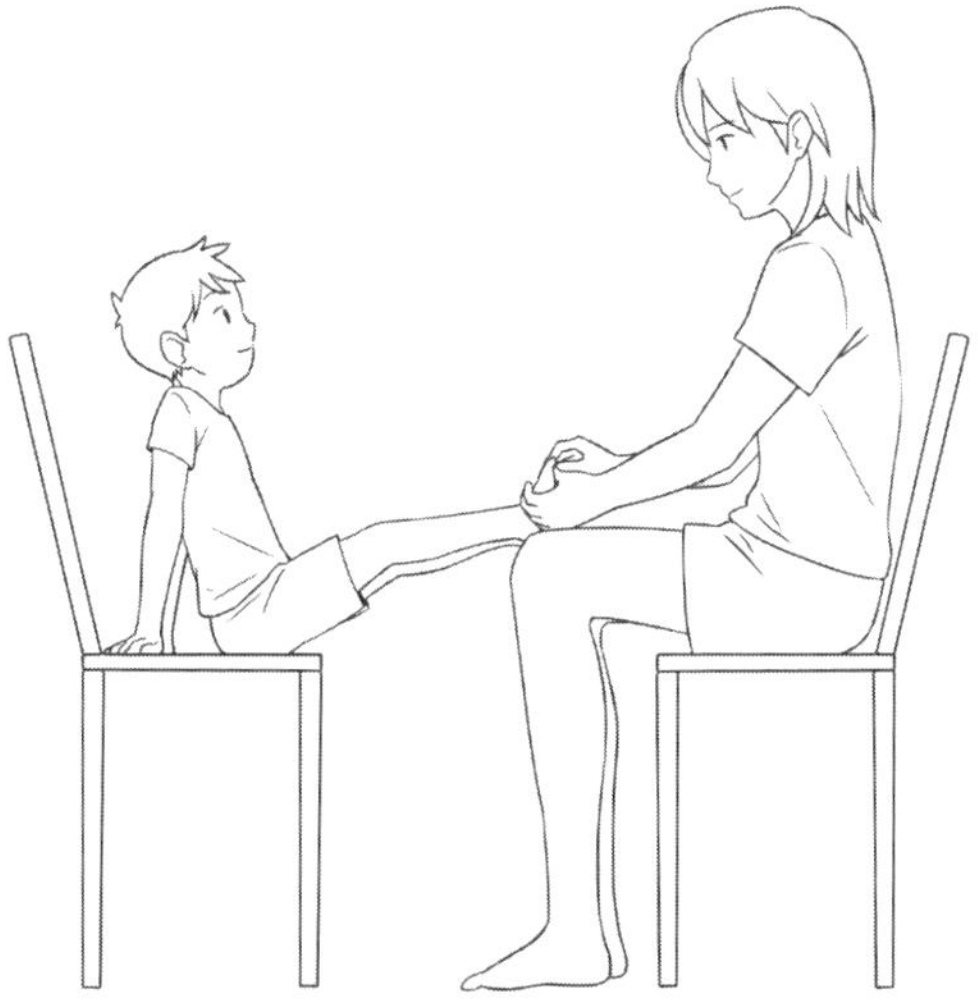

図7　「指いい子」②

ついて十回転ぐらいでいいです。されている子どもに訊くとその時に「気持ちがいい」と言います。一般にパニックと考えられている突然の興奮はすべてフラッシュバックです。この「指いい子」でドンドン少なくなります。「指いい子」をしながら過去のいやな思い出を一つ思い出してもらって、それを処理すると、思い出してもなんともなくなります。「乗り越えた」です。一日に一個ぐらい「乗り越えて」行くといいでしょう。

少し大人になって自分でできる人は、図8のように片足を自分の膝に乗せて同じことをするといいのです。その際は右足指を左手で擦りますから、大人が対面で行うときと同じになります。この場合も、擦りながら過去のいやな思い出を思い出して脳を興奮させて行うと、右足を施術すると脳の右半分だけが爽やかになるので、効果が確認できます。くれぐれも逆回しにしないよう注意してください。はじめのうちはペットボトルの蓋などを指にかぶせてそれを五本の指で回すようにすると正しい回し方が上手になります。

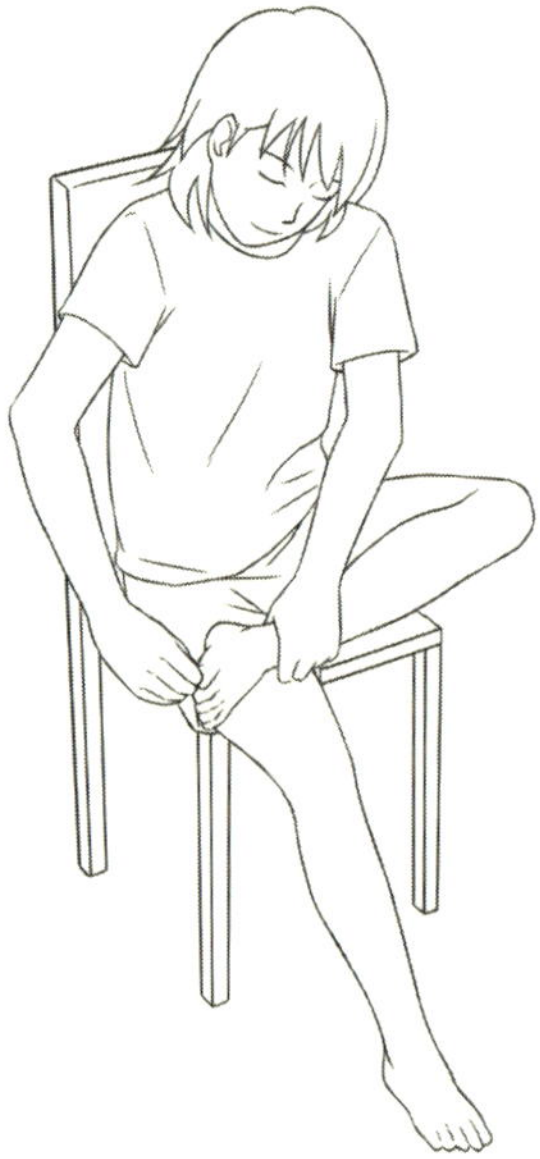

図8　「指いい子」③

Ⅵ　未　来

脳は七十歳ぐらいまでは発達し続けるようですから、発達障害は年齢とともに軽くなります。しかし、脳の得意・不得意の傾向は続きますから、人生の未来像を描く際に、幼児期の、すなわち生まれ持っている得意・不得意を参考にして、職業の選択をするのが賢いです。運動系・感覚系・文字系・機械系・技術系などなどです。WAISなどの知能テストや、ほかにも職業適性テストなどが参考になります。障碍者社会復帰施設などで行われている訓練や作業療法は「自分に向くかどうか」を幼い時の記憶を参考にして判断するのが良いです。「鵜は鵜のように、烏は烏のように」が発達障害の未来を描く際にとても大切です。落ち着きのないADHDの子にトランポリンや「……しながら勉強」をさせる、物を壊す子にはボウリング、空想する子は「漫画描き」、手先が器用ならプラモデルや裁縫、食事の好き嫌いが激しいなら料理、などはその例です。

（書下ろし）

第一部　発達障害の全体像

発達障害とのかかわり（二〇〇九）

（広瀬宏之氏と共著）

はじめに

一九二九年以来の世界不況だそうです。あのときは世界が一致して、産業の振興と富国強兵策でのりきりました。今回はそうは行かないかもしれません。産業振興も富国強兵も地球に負担を強いるからです。地球の鬼っ子である人類の我がままを受け止めてくれていた女神ガイアは疲れ果ててしまいました。いまさら「地球にやさしく」なんていっても手遅れです。人類が恐竜と同じ滅亡の運命をたどるのは必然です。奢れる者久しからずです。最近の発達障害の爆発的増加は地球汚染のせいである、との研究成果が揃い始めました。言い換えるとわたくしたちは程度の差はあれ汚染物質に漬かって成育しており、昔の人と比べたら、多かれ少なかれみんな発達障害を持っているのです。しかもその程度は年々酷くなり、混乱と混沌の世界・滅亡への序曲となる、その兆しが日々のニュース報道に匂います。

しかし、全員が破滅へ向かっているのですから、そこには共同体があります。人は不幸を共有しているとき、限りなく優しくなるという証拠が、歴史に溢れています。たがいに他者へ優しさを向ける、その欲求の発露がペットブームです。人の世界の非情を避けて、動物との情の世界へ回帰する動きです。

非情の極地は数学です。ところが数学者や物理学者など、数字との付き合いが日常である科学者の多くは、とても情感の豊かな方々です。それは数字を道具として使っており、数字にもたれ掛かったり数字に振り回されたりなど、していないからです。わたくしたちも非情の極である数字に振り回されることなく、動物の仲間として、犬と共有している生き方へ転進しましょう。それは知性を欠いた生き方ではありません。犬も猿も雉も充分に知性的です。数字を持っていないだけで、非情にならないのです。

発達障害児について考えたり接したりするとき、あたまの中に数字が出現したら、慌てて数字を抜いた考えに取り替えるように練習しましょう。

そして、こころのなかで「あなたも、わたしも、みんないっしょに、生者必滅・盛者必滅」と唱えて、こころを静めましょう。それを繰り返していると、しだいにうろたえることの少ない自分になれます、ボクはそのようにして日々をすごしています。

ボクと広瀬先生とのおしゃべりが、あなたに少しでもヒントになるよう祈っています。

平成二〇年が終わろうとする夜

神田橋　條治

家族の受け止め

広瀬　療育をしていますと、とにかく訓練をしてほしい、言葉を伸ばしてほしいというように、発達の遅れを取り戻すことだけに必死な親御さんがいらっしゃいます。さらに、子育てを飛ばして、療育だけをしてほしいという思いを感じてしまうような親御さんもいらっしゃいます。

神田橋　論から入るんじゃなくて、現状から考えてみようね。親が子育てを飛ばして療育だけやってほしいという思いは、子どもが障害をもって生まれる前にはないはずだよね。その子が生まれて以来の、いろいろな経過のなかで、子育てのほうはだんだんとお手あげになったわけだ。

そのお手あげになっていくプロセスは、おそらくあなたの経験上、一定の流れだと思うの。次から次に工夫しては、絶望してお手あげになってくる。あなたとしてはたくさんの例をみているから、それをグループ分けして、パターンとして、Aパターン、Bパターンとかにまとめることができるだろうね。

子どもの重症度は、パターン形成に関係するでしょうね。だけど、一人の子どもと一人の親、当事者である一組の親子にとっては、一回きりの唯一の生きた歴史だから。そっちから入っていく姿勢をもつことが、援助において大事だろうね。

パターンに分類するのは客観化、この子どもはこういう障害があって、こういうところが欠損して、その場合はパターンBでこういう流れになるんです、とこちらはみる。そして指導する。

そうすると、そのみている姿勢が親に伝わるの。親はだんだん親として子育てしていく姿勢が減って、療育者の側の人になってしまって、子どもは対象化されて、「ともに生きる」がなくなっていくのではないか。むしろその障害をもつ子どもが生まれてきて以来、どのように親が工夫したり挫折したりして、それらが積み重なってきたかの体験の歴史を追体験するのがいい。だけど、もう多くの親は自分の歴史経過を蹴飛ばしているかもね。

自分に責任があると思っている親は蹴飛ばさないだろうが。

広瀬　僕はそうでもないと感じています。つまり、自分に責任があると思っていても蹴飛ばしてしまう場合もあるのではないかと思います。いや、自分に責任があると無意識で感じているからこそ、蹴飛ばしてしまうこともあるのではないかと思ったりします。ですから、僕は自閉症の告知をするときに、必ず「親御さんのせいでなったのではない、育て方のせいではありません」と言います。そうすると半分ぐらいの人が泣いてしまうんです。自分のせいではないとあたまではわかっていても、自分のせいだとどうしても思ってしまっている親御さんがいて。そこで割り切れずに、つい蹴飛ばしてしまうのではないかと思うんです。

神田橋　それはかなりの割合？

広瀬　そうですね。

神田橋　そうすると、親心というものは知性、知的理解を超えるということだ。そんな事実を聞くと救いがあるね。知的な世界では正しいか正しくないかが一番大切だけど、そうでない、正しい正しくないを超えた何かが、親子のあいだには現在もまだ残っているということだ。

知性を超えたものとは、ロマンであり、ファンタジーであって、思い込みとかそういうものだ。正しい正しくないを大切にする現在の情報社会のなかで価値をおとしめられ続けている。その結果、別の形で劇画とかアニメとかに噴き出さざるを得ないようになっている人間の心。

日々の生活のなかにロマンとかファンタジーとか、そういうものが戻ってこなければいかんだろうね。親バカちゃんりんとか、自分の親はひどく偉いんだと勝手に思い込んだりする、そういう世界がもう少し回復され保存されるべきだ。あなたの話を聞くと希望があるね。

療育の専門家は、知性の世界で勉強をすることに偏ってはいけないと思うの。ローナ・ウィングさんは自閉症の子どもの親だ。そのせいでほかの学者の仲間とは違うだろう。「わかっているけれど、わかってはいるんだけれど」というような切ない心の部分を大事にしなきゃいかんだろう。それが生きている実感だ。

もし遺伝子レベルで人間の寿命も全部決まって、十八歳でこの病気が発病すると、正しく解析されるようになったら自殺が増えるだろうと思うね。生きていてもしょうがないと思うでしょう。

広瀬　生まれる前の受精卵の段階で全部わかってしまうと、生むか生まないかというところからまず始まるでしょうね。

神田橋　その種の連想をどんどん突き進めて、悪魔的な水準までもっていくと、現在の傾向のなかに潜む危険性が浮き出てくるね。

たとえば数個の卵子と精子を出して、この組み合わせが一番いいぞとわかって、あとは捨てるようになれば、すごく理想的な科学的社会ができてくるという黒いユートピアを考えると、選別行為のなかに、潜んでいるわれわれの感覚ではおぞましいけれども、科学社会では正しいという両者の対立が見えてくる。

人間は科学を手段として作り出して外界を支配し、ついには科学を使って他の人間を支配するようになった。そこまではまだいいんだけれど、どこからか科学がわれわれ自身のこころを支配するようになった。どこかから逆転して支配されるようになる。

俳優さんで、同じ役をくりかえしやってると自分がその役になっちゃって実生活まで侵食されてくることが多いらしいね。それも道具が主体を侵食してるんだ。

何であれ、世の中のことはたいていどうしようもないの。発達障害もそうだ。どうしようもないことに直面し続けると、必然的に哲学か宗教かが必要になってくる。

両親も、哲学に相性のある人と宗教に相性がある人とがある。二つは混ざっているだろうけれど、それを考えておくこと。それはとりもなおさずセラピスト、援助者でありケアテイカーである人たちも、自分はどちらの要素が大きい人かと内省してみておくといい。そうしておくと果物の選別とか糖度を量ったりする方向に偏ってしまっている今の園芸の流れと同じようにならなくて済むんだ。

父親と母親——複雑系と文字言語

広瀬　臨床でみていますと、障害に対する受け入れが、父親と母親ですごく違います。父親の多くは、男の子の自閉症には「僕も子どもの頃はこんなだった」とか「そのうち追いつくからたいしたことはない」とか「子どもはこんなものだ」とおっしゃって、父親のほうの受け入れが進まないように見えます。子どもが成人しても受け入れていないような父親もいます。それに関して先生は何かアイデアはありますか。

神田橋　女の人のほうが現実をありのままに受け入れやすいのは、世の中の事柄は言語表現によってきれいにまとめられるもんじゃない、という感覚が女の人にはあるからです。

たとえば、女の人は生理があったり自然におっぱいが膨れてきたり、理屈が何も役に立たないような自然現象としての自分をたくさん体験している。だから複雑系を複雑系として捉えることができる。

男性は複雑系を理論化して因果律で説明できると考えるの。これは知性の道具としての方法なんだけど、道具が主人になってしまうと、頭でっかちでどうしようもない人になる。男性はしばしば自分なりの頭でつくった理解でやっていく。

男性の知性のクセをゆるめるには、複雑系に触れるしかない。おそらく農業や林業をやっている男性は複雑系に触れていることが多いから、理論化に支配されてる人は少ない。複雑系の反対側にあるのが文字言語概念ですから、文字言語に触れている生活部分が大きいほど現実を受け入れにくい。

文字言語が頭でっかちをつくると言っても、人間は取柄が大事。自閉症の子どもも、取柄のあるところを探して伸ばしてやらなければいけない。その親御さんも同じようなことだから、文字言語好きは残したままで、複雑系と接することをさせるといい。

よほど抵抗が大きい父親でなければ、複雑系の最たるものはその障害児だから、その障害児と五感で接する機会をこしらえてあげると、言語でつくられた父親の硬い世界が揺さぶられる。

揺さぶられるとちょっとした危機だから、その危機を克服していくために、またさらに理論体系を構築していく。そうするとどうなるかというと、シミュレーションを行っている言語体系、理論体系が複雑系に似てくる。複雑系をシミュレートしたようなものになってくる。こんな場合もあるけれど、この場合は別なんだろうとか、だんだん複雑化していく。

ときには自分の知性世界についてもう少し理論構築をしっかりしないと事態を説明できてる感覚が持てないから、障害児教育について書いてある本でも読んでみようと思う。

読んでみようという気持ちは、自分の子どもをなんとかしたいからで発しているわけではなく、自分の理論構築を守るために読んでみようだけど、それでもいい。害は少ないからね。

子どもと生の五感で接する時間をつくってやりたいね。相撲をとるとか、一緒にお風呂に入るとか、小さい子だったらおんぶして歩くとか、言語が役に立たない、入れないような時間。教えるのが好きなお父さんだったら、遊びを、ちょっと障害が軽ければ、一緒にケン玉をするとか。

「自分も小さい頃はそうだった」というお父さんは救いがある。では、お父さんは小さい頃は何をしていましたか、そこからどんなふうに発達しましたかと問うといい。資質が似ているだろうから、似たところから広げていくようにすればいい。

なんでも身体感覚と連続した才能を広げていくのは複雑系です。勉強を教えるのとは違います。

資質の世界

広瀬　同じ話を別の言い方にしただけかもしれませんが、自閉症の子どものお父さんは、やはり秩序やシステムが好きな資質を持って生まれた方が多いように見えます。そういう人は、だいたいシステム系、エンジニア系、コンピューター系、要するに文字よりも、もっとかっちりした数値の世界で資質を伸ばして生きていることが多い印象があります。

その人が、ある意味、皮肉なものですが、自分の子どもが自閉症だったり障害児だったりするときに、自分の資質と正反対のものを感じてしまうんだろうなと、今の話を聞いていて思うんです。

自閉症の子どもも、本当はシステムが好きな資質があるはずなのですが、障害がわかった当初は、共々混沌としていて、親から見れば、さっぱりわからない、というようになるのでしょうね。
そのあいだを埋めてあげるのが五感のふれあいということですね。

神田橋　暴力団の幹部であれば、人を威圧して支配してやっていく能力が自分のなかで自己像としてある。その自己像は現実経験や成果によって支えられている。それと比べると、子どものなかにある資質はものすごくかけ離れています。

エンジニアとして日本中で名の売れている人だったら、それと自分の息子の資質を比べればとてもかけ離れていて、自分の子どもなのに、このでき損ないめと思うんでしょうね。

われわれから見ると、小さいと大きいだけの違いでほとんど同じ形です。形が同じだというのは簡単に認知に結びつけることができますから、その辺からやるといいかもしれませんね。

広瀬　初診でお父さんお母さんが揃っているとき、ひととおり話をした後に、僕は「この子はどっちに似てると思う？」と聞いてみるんです。

それは答えを聞く必要はなくて、お父さんお母さんが自分たちで「そういえばどっちかな」という顔をしてくれれば十分。そこから今の先生のような話が始まるといいなあと思っているんです。お父さんが僕の子どもの頃に似ているなあと言ってくれたり、思ってくれたりすれば、少しずつ話が動き出していいかなあと思うんです。

神田橋　もう動きが始まっているから、あとはこちらがその動きについていくだけでいいんです。

父親参加と惻隠の情

広瀬　もう一つ似たような話ですが、頑として外来にも療育にも来ないお父さんというのがおられるんですね。そういう人たちをどう療育や外来に巻き込んでいくか、いつも苦労するんですが、どうしたらいいでしょう。

神田橋　何か理由をこしらえてあげるんです。たとえば、「お父さんはお仕事を一生懸命して、少しでも収入を上げて家計を助けることが、結局はこのお子さんの療育に間接的にだけれど寄与していて、それはお父さんでなければできないことです。経済的な基盤をしっかりしているんだと理解していますから、お仕事をされるときにも子どものためにに自分はがんばっているんだと思ってください」というメッセージを、母親を通して伝えるんです。

行動を変わろう、変わりたいという人がいたらそれを援助する。つまり行動療法。でも、変わろうとしない人に行動療法をセッティングしたってだめです。せいぜい変わったように見せかけるという対処行動が出てくるだけです。

変わろうとしない人は、変わらないその行動にポジティブな意味づけをしてあげることによって変わります。こちらに寄与しているんだという意味づけをしてあげる。昔からあった逆説指向です。

それは何に根ざしているかというと、アンビバレンスに根ざしている。この人は少しは来ようかという気持ちがあるだろうと思って、あなたに来ようという思いがあることはわかってますよ、といって膨らます。

広瀬　頑として来ないということは、来ることを強く意識している自分がどこかにあるというふうにこちらが考えて、そこの部分に働きかけて膨らましていくということですね。

神田橋　そのときに、治療者はその子の親ではないから、悲しみがないよね。頑として来ない父親も悲しみがいっぱいだと思う思いやりがあって、意味づけがつくられていないといけない。側隠の情というのは今の医療体系のなかにないでしょう。そんなものは測定できないからね。

僕がみんな子どもを持ったほうがいいと言うのは、数量化できないものが決定的な価値をもつ瞬間が子育てには多いからなの。心療内科のお医者さんたちの診療技術が一定以上に進歩しないのは、どうしようもない患者さんとか、永遠に保護室にいるような患者さんの世話をしない。だから治療者としての絶望や無力感がないから、どうしても診療能力が上滑りになる。地獄を見ていないものには世の中の深さがわからないと言ったらいいかな。

その意味では、ローナ・ウィングさんは自閉症の子を生まなければ、プロフェッサー・ウィングの奥さんとして、内助の功ぐらいだったのではないか。

プロフェッサー・ウィングは自閉症的です。数量化の鬼みたい。奥さんのローナ・ウィングさんは日本人が好きになるような人です。しゃべるときは論理的でシャープですけれど、表情がね。プロフェッサー・ウィングは無表情でつき合う気にならないような人です。だから子どもさんの資質はお父さんからきているのかもね。僕がロンドンにいた頃は両方とも現役バリバリで教えていらした。

個性か、障害か

広瀬　障害の重いお子さんの場合はそうでもないのですが、知的障害が軽かったりなかったりして、その意味では必ずしも重度とは言えない場合があります。その際、ご家族に発達障害のお話をすると「個性なんですか、障害なんですか」「治るんですか、治らないんですか」という質問をよく受けます。基本的に発達障害はスペクトラム（連続帯）で、境目を引き難いと思うのですが、それに対して境目を求めてくる質問をされて、いつも答えに困ってしまいます。個性と障害、正常と異常、その辺の境目についての先生のお考えと、どう話してあげていったらいいのかということについて教えていただきたいと思います。

神田橋　臨床家は自動回答機みたいにならないほうがいいの。あ、それはこういうことです、とぱっと言えると、それはもう自動回答機になっていて、臨床家ではなくなっているんです。

「個性でしょうか、障害でしょうか、病気でしょうか」と聞かれると困るでしょう。その困るところから出発しないと、臨床家ではないんだ。「そうですねえ、これは個性か障害かねえ」と常々言っていると、個性とは何か、障害とは何か、と言語で切り分けられた世界についての疑問が出てきます。それを返すか共有するようにすると、お母さんやお父さんたちのなかに、個性と障害という形に切り分けることで整理して何か納得しようとする動きがあったのが、その前の状態に帰るわけです。

そうなると、あまり勉強してなかった昔のお母さんみたいに「お母さん、神様がこういう子をくれたのよ」という納得は今はなかなかできないね。こういうのは宗教が入ってこないとできないよね。

「神様はその人が耐えることのできない苦しみはお与えにならない」というクリスチャンの考え方があって、それを取り入れて、この子は私たちに神様から授けられた試練であり、その試練のなかに神の恩寵も含まれる、それはそうだと思うんです。そういう試練によって内側にあったものがすばらしく開発されている親御さんはいっぱいいるから。それは正しいんです。

それをわーっと表に言い立てて評判をとっているのは江原啓之さんです。江原さんのスピリチュアルな世界は全部そうです。「あなたにそういう障害の子どもが生まれたら、それは神様が与えてくれたチャンスです、そうでなかったら永遠に閉ざされていたあなたが入ることができなかった新しい世界がそこに開かれています、チャンスです」

もうチャンス教みたいです。僕は一度入場券をもらって聞きに行ったけれど、九割まで三十代、四十代の女性ですね、男はほとんどいない。なんとなくみんな明るくて、いい宗教ではあると思う。前世で悪行をしたからとか、業を引きずっているとか、水子供養とか、あれは全部脅しでしょ。江原さんは脅す宗教ではなくてやたらめったら明るい。

内なる促し

神田橋　まあ精神科医はそうするわけにもいかないから。僕は宗教の代わりに〝内なる促し〟というのを使います。「内なる促しは神の声である」というのはキリスト教から来ているのかもしれないけどね。

お母さんがちょっと迷ったりしているときに、その迷いのなかにしばらくじーっとしていて、できればお子さんのいるところでその迷いのなかにいると、何かふっと湧いてくるものがある。それは常にいいものとは限らないけれど、新鮮なものではあるから無視しない。それを私のところに持ってきてくだされば、一緒に考えましょう、新鮮なものでないと未来は開けていかないからと言います。

同じことをやっているのは我慢の世界。耐えていく、我慢だ。たとえば種を蒔いて、芽が出たかなとほじくって見たりしないで、我慢して待っているんです。何か未来に信じるものがあれば、必ず芽が出ると信じて、待ちやすい。期待でもいいけれど。

宝くじは買うと発表するまでに時間があるでしょ、これが楽しみで買うという人も多いんだ。待っているあいだがワクワクして。それじゃまどろこしくてしょうがない、削ってすぐに当たりはずれがわかるのでなきゃ買わないというせっかちな人もいる。あれは気質か、その人のライフ・システムに根ざしたもの。宝くじが当たるかな、当たらないかな、どうせだめだろうと思いながらその揺れてる時間が楽しいから宝くじを買う人のほうが健康だという気はする。

クロマニヨン人ぐらいの時代にもそういう人はいただろうと思う。ぱっとその場でわからないといやだという人は、自動販売機なんかで育てられたような人でしょうね。

あるがまま、ではなく

広瀬　まさに同じことが障害受容にも言えると思います。ネガティブなイメージを抱えたままふらふらした状態でいることがとても難しいお母さん。重いお子さんで、その子を残して自分が先に死んでしまうということを考えて、じっと考えることがとてもしんどいお母さん。そういったお母さんだと、障害なのか個性なのか、治るのか治らないのか、白黒はっきりした考えにどうしても飛びついてしまって、その子の今のあるがままの姿をどうしてもしんどいと思ってしまうのだろうと思うんです。そこに対してどう援助、支援していくのかといつも悩むのですが。

神田橋　僕は「あるがまま」という言葉は使わないの。あるがままという言葉を使うと、何か丸ごと受け入れのような感じになるからね。

広瀬　それではだめなんですか？

神田橋　うん、僕は嫌いなんだな。止まってしまう雰囲気がある。止まっている味があるから嫌いなの。「私たちと違ってお父さん、お母さんはずーっとこの子につきあっていくから、今のこの子のこの今は、どこからどの方向へ動いていく途中の今かということがわかるんじゃありませんか。それを教えてほしい」と質問します。

発達段階を、これができないということだけでなく、どう変化してきているかという角度から見るの。その流れの延長からぺこっと折れ曲がるような変化はないだろうと思う。発達は病気とは違うから。

病気だと折れ曲がったり元に戻ったりするわけだから。がたっと悪くなったりするけど。発達の中心問題では、少しは方向が変わったにしても、だいたいその延長上にあると思う。それはあるがままではなくて、その子の育っていく姿、未来を含めたプロセスを「あるがままに」受け入れるということなんです。

「あるがまま」という言葉を使うと、何か動かないようなイメージがある。希望や期待や夢が入り込む余地が減る言葉は使わない。増える言葉をいつも使う。

それは単なるテクニックではないの。どうしてかというと、あいまいなことがたくさん入れば入るほど、しゃべっている言葉が複雑系になって論理系にならない。そうすると、複雑系のものを扱うのに複雑系が対応するのは制圧的でない。

制圧的なのは論理。知性が複雑系を制圧して処理して分類して命名してやっていく。ところが複雑系に複雑系が対応する場合は、一番ふさわしい言葉は「寄り添う」だね。複雑系に複雑系がマッチングを試みるときに寄り添うという言葉が合う。それが臨床家の姿勢だと思うの。

僕のところに勉強に来る人を見ていて、報告書を書くのが苦手で苦労してる人はたいていいい臨床家になります。報告書がすらすら書ける人は知性化のほうに偏ってしまった人で、寄り添うことができにくい。

社会的な地位のあるお父さんが、お母さんに「おまえの言うことは理屈に合わない」とか、「それではちゃんと見えていない、feel のところばかりで話している」と、言われますよね。

それは男の指導者が女の心理療法家をトレーニングして、不幸にもうまくトレーニングが進んだら、しょうもない女の心理療法家ができるのと同じ。女の心理療法家というのは feel する能力とか複雑系として寄り添う能力とか、それを使ってすごい治療効果を上げる。

それが男の指導者には何かクリアでないものに見えて我慢できない。そこには意識下に恐怖心があるような気がする。

巨大な母親に育てられた男の指導者は偉くなっている場合が多いんです。偉くなる形で母を乗り越えるとか、あるいは母の期待に応えて偉くなっていくとか。そうすると母のミニ版みたいな弟子が来ると、これに圧倒されてはならないという対抗心か飲み込まれる恐怖で、徹底的にやるんだ。

だから心理療法家、臨床家は、女のお弟子さんと男のお弟子さんといて、女のお弟子さんばかり成長しているとか、男のお弟子さんばかり成長しているとかで見ると、その指導者の背負っている業が見えて面白いのよ。

寄り添うこと

広瀬　少し臨床家の話になりますが、こちらから見ていると寄り添いすぎている臨床家がいます。寄り添うことはクライアントの全人生を背負うことでもないし、クライアントの問題を全部が全部〝おんぶに抱っこ〟で解決させることでもないでしょう。距離が近すぎると、寄り添うことと伴走の区別がついていないのではないか、ともに歩いていくのには、ちょっと距離が近過ぎるのではないかと、どうしても気にはなってしまいます。

神田橋　そのときに、さっきの自閉症のお父さんに言ったのと同じで、あなたは寄り添うという資質なんだから「寄り添いすぎて困ったものだ」と思いながら寄り添っていたら大丈夫。資質で勝負しないと、せっかくあなたが持っている資質はそれなんだからね。「寄り添いすぎて困るなあ、もう少し客観的に眺められる人になれたらいいのになあ」と努力しないことが大事。鵜の真似するカラスになるとよくない。

広瀬　以前のことですが、ある女性治療者が後輩治療者の寄り添いすぎを懸念して「あの人は寄り添いすぎていると思うんですけど、どう思われますか」と言ってきたことがあります。こういう場合は女の人が多い気がするんですけど、僕はその寄り添っている若い治療者には直接アドバイスはできない立場だったんです。部下が寄り添いすぎていることを懸念している上司にどう言えばいいのかと考えたことがありました。

神田橋　あなたは障害者と障害のない人をどのくらい差別して考えますか？　障害者への援助と、障害者を援助している人への援助とは、そんなに変わらなくていい。そこにあなたの援助者としての能力が問われている。できるだけ自分が障害者に援助しているときのテクニックと同じものを、自分の部下にも使うようにすればいいんです。

でも、その次が大事。これが決定打。「そうすればあなたらしさが生きる」と言い添えるんです。そうすると無理している人は、私はこれが〝あなたらしさ〟なんだとがっくりする。そこから本来の自分らしさに回帰する動きが始まってくるのね。全部決定的なところは数値ではない。〝あなたらしさ〟なんていうのは数値の入り込む余地はない。

治る、治らない

広瀬　似たようなことかもしれませんが、親御さんから「治るんですか、治らないんですか」と聞かれることがよくあります。で、治らないですと言ったら絶望ですし、治ると言ったら嘘ですし、治るという言葉の定義によりますね、と最近苦し紛れに言うんですけれど…。

神田橋　それでは官僚答弁になる。「定義」という言葉は固いでしょう。たとえば「治るのはどうなるのが治るということかですよね」と言えば、定義という言葉が入らないぶんだけ少し複雑系だね。

村田（豊久）くんだったらどう言うかというと、「治ってほしいですよね」と言うの。彼はそう思って言うから。でね、やっていると、小さなところをみつけて「こういうところは治りましたね」と言うんです。あの人は天性の子どもの治療者だね。「今日はお宅のお子さんは遊んだあと片付けしましたよ」とかいうようなことを言ったりして、何かいい変化をみつけてやっていく。

広瀬　その話は先生が以前にどこかに書かれていた、人類みんな発達障害という話とつながる気がして、もし細かく細かく検査が分かれて三千ぐらいのバロメーターがあったら全員が発達障害、その部分部分を見ていけば少しずつ治っていくんだと、そういうことですね。

神田橋　広瀬先生はそんなふうに話すから、これは固いよね。固いけれど今みたいにていねいに話すとデジタルのCDみたいに、だいぶアナログの音に近づいてきますね。だんだん刻みを小さくして細かくしていけば、本来のナマの音と区別がつかないほどになってくるでしょう。それはデジタル的な人はデジタル的なところからだんだん複雑系のほうへ、そしてもともとアナログで複雑系の人はカオスから模様のほうへ、濃淡があるようになってくる。

わあ、きれいな虹、ちょっと七つに分けてみろとか。虹を七つではないように分けている文化もあるでしょ。五つに分けてる文化とか。

広瀬　今、聞いていて思ったのは、治るか治らないかという問いを出している人自体が極めてデジタルな人で、そういう問いを発しているその雰囲気にそのまま僕のなかにあるデジタルさが反応して、そう応えているのでしょうね。

こちらも相手の話にチューニングしてしまってやっているんだろうなと、今、思ったんです。

神田橋　村田くんはもう一つ、その奥にある気持ちにぱっと合うんだね。

このあいだの講演はとても評判がよかったよ。論理的な話ではなかったの。みんな心打たれて感激していた。それがやはり村田くんらしいんですよね。

僕はずっと大学から同級だけど、かなわない。彼の挨拶を聞いても、ちょっとした会話でも、もう一つ奥のナマの人間と直接に触れてるんだ。

彼が病気して入院したときは、続々と自閉症の子どもたちが見舞いに来て、寝てられないくらいだった。来て何をしてるかといったら、自分の集めた汽車なんかをいっぱい袋に入れて持ってきて、並べて先生に見せたりしてね。彼はそのときは頸椎の骨折で入院していたから、首を回せないんだけれど、「ああ、いいね、いいね」とか言って。彼が頸椎骨折したときにお母さんに連れられて見舞いに来た自閉症の一番年上は三十何歳だった。今は五十歳をこえてるだろうね。小さいときからみていた人だけど、おもしろいねえ、村田君は天才だ。

症状を細かくしていく

神田橋　さっきのデジタル化の話のフラクタルのときにも同じようなことを言ったけれど、今、発達障害をアスペルガーとかいろいろに分けてますよね。それをもう少し刻みを小さくしていくと、概念をたくさんつくっていくことになるけど、本質的にはそうではなくて発達障害と言われている群、いわゆる知的障害も入れ込んでしまいたいんだけれど、共通する部分はなんだろうかとか、こういう部分が特徴的だとかと、模様にしていく活動は世界で誰かやっているの？

広瀬　次のＤＳＭ‐Ｖ（二〇一〇―二〇一一年に公表予定）がどうなるかにもよるでしょうね。疾患概念が複雑になっていますから、カテゴリーも細かくなっているでしょうねえ。

神田橋　たとえばこの子はアスペルガーに一応分類されるけれども、ＡＤＨＤ的な匂いがある、その匂いはこうだとか、そういうふうにしてみていくようにする症状分析、今は症候群でまとめているけれど、そうではなくて、もう少し小さな症状の分析をテストとかそういうものを通してできると、対処法も組み合わせで模様的にこのニュアンスでやっていくとか、できそうな気がするけれど、誰かやらないかね。

広瀬　本当の現場の臨床家はみんなそうやっているでしょう。ただそれは論文になりませんし、文字言語になりませんし、汎化されないだろうと僕は思うんですね。汎化するためには文字にして切り分けないといけない。そこをどうやって乗り越えればいいかなあと思ったりします。

神田橋　いろいろなテストがあって、そのテストは何を量っているかというのがあるんじゃないですか。その部分は言語化できるでしょ？

たとえば、円の中に脂質が多くてコレステロールが何々とか亜鉛が少ないとか、ああいうような図にまとめられればいいわけだ。それぞれテストバッテリーをつくって、それがある程度標準化されれば、その円グラフと組み合わせる援助法のセットが組めるのではないかと思うんだけどね。

広瀬　アメリカでは自閉症の発達支援はそういうやり方をしていますね。ただやはり一人の患者さんに対してすごく時間がかかる。

神田橋　本来複雑系であるものを正確にデジタル化しようとすると、猛烈に時間がかかるんです。空飛ぶ鳥のような鳥瞰的な視点から、起こっている子どもの状態を測定して把握するというのは普遍性があります。

だけどその方法ではなくて、その子に接しているのは親だから、親に対する質問紙法をつくれば、鳥瞰的なものではなくて親の認知している子どもの障害がわかるんじゃないかな。

そうするとそこから親の接し方への助言はできるでしょう。親子をセットにした、親子一体の認識とすれば、それは鳥の目からも納得できるものになる。それしかない。それなら割に短時間にできる。

子どもの状態についてこちらが拾い出して、父親と母親にも別々に書かして。それをこちらがとった客観的なものと組み合わせて、援助の方法をそこからつくりだしていく。

援助の方法を作るときは、専門家のなかのグループ・ディスカッションでやる。同じことを親御さんにしてもらうといい。関係をばらして、単純な論理や因果律へもっていくやり方は、やればやるほどものすごく時間がかかります。

もう一度現場で使える方法論ができるといいですね。そういう研究をしている人たちがかなり自信をもって研究活動をやるには、長期観察のデータが必要です。今はどのくらい追跡ができているの？

広瀬　診断をＤＳＭでやるとすれば、それが変わるたびに長期追跡が変わってくる。せいぜい十年か二十年ぐらいでしょう。村田先生のように診断よりもずっと一緒という方なら、三十年、四十年になると思うんですけれど。

神田橋　そういう先輩たちの話を聞いてみる必要があると思うね。治療者も変化するとはいえ、ＤＳＭほどには変化しない。子どもも変化するとはいえ、その変化は意義ある変化。ＤＳＭの変化は、これはモノサシを変えるわけだからあまり役に立たない。専門家がみる時間はせいぜい一時間とか、そんなものでしょう。親がみているのは長いですよね。

優れた専門家はどんな職業でも、短時間のあいだに全体像のフラクタルをみつけることができます。その技術のトレーニングはどのようにしたらいいのか。

広瀬　それを次にお伺いします。

部分から全体をみるには

広瀬　限られた診療時間の中で、子どもの全体像を把握するにはどうしたらいいでしょう？

神田橋　精神科診断学のときに考えたことだけれど、状況を設定しなければいけないね。状況というのは刺激反応によってつくられた状況。それが粗大であればセンスのない人にも見える。殴ったら泣いたとか、あるいは泣かなかったとか、はっきりわかる。

だけど、次のデータ収集は、殴られたあとのその子に対する新しい状況設定ということになるから、前の状況の後遺症が多くてわからなくなる。いかにひそやかな状況設定で一時間のあいだにものが見えるかでしょ。その訓練が必要だと思う。

広瀬　そのためには大前提として、臨床家に部分と全体という概念をまず伝えなければいけないですね。それから適切な状況設定をしないかぎり、間違った部分、きわめて偏った部分になってしまうので、刺激と反応系という意味で適切な情報を得るための状況設定をしなければならない。

当たり前ですが、でもそのうえで適切な場の設定をして、その子がいつもと同じ反応をしているときに残りの外来にいない時間の全体像をイメージする、想像する、なんと言えばいいですかね。それをするためにはどうすれば一番コアな部分の鍛錬をできるか。

神田橋　数量化ではなくて記述的に、この点ではこうだったとか、こういう現象があったというふうに記述する。一時間のあいだに自然に、すなわち偶発的に起こった刺激に対する反応を観察で捉えるトレーニングです。

そして、ある程度推論が定まったら、いつか確認のために刺激場面をつくってその推定の確認信頼度を量る、最初はこちらから刺激の場をつくらない。この施設、つまり新しい場に来たという仕方ない偶発的な刺激状況で起こってきている変化を観察するんです。

このあいだびっくりしたことがあった。診察に来てギャーギャー騒ぐ子がいて、お母さんに大変ですね、と言ったら、「いや、先生のところに来たときだけこんなふうにギャーギャー言うんで、これは喜んでるんですよ、先生を好きだから。帰りはおとなしく帰りますよ」と言う。あれはどう見ても喜んでるとは思えないけれど、永年つきあっているお母さんがそう言うから、そうなんだよ。ここへとても来たがっているから喜んでいるんだと。意味づけがまったく変わっちゃった。

そこで、もう一度その子のギャーギャーの様子の中にうれしがっている味を探そうとしてみる。そのことで観察力、察知力のトレーニングになるの。

構造と内容

広瀬　発達障害の臨床をしていて僕が役に立ったのは、精神科でいうメンタル・ステイタスのとり方です。観察項目はいくつもあると思いますが、張先生の訳された本、ああいうメンタル・ステイタスのとり方というのは、今の子どもの状態をフラクタルでみるにはとても役に立ったんです。

精神科の先生が患者さんの状態像をみているのと似ているのではないかと思いますが。

神田橋　構造と内容を分けられる？　脳というハードウェアの機能表出としての症状と、そこに入っているソフトウェアの情報とを分けてみることが、大人と子どもで、どっちがしやすいということはある？

広瀬　子どものほうがしやすいような気がします。

神田橋　じゃあできますね。これは障害由来の症状、表出。これはその子のもっている生育環境からの表出、というような捉え方が、ごく大雑把でもいいからそういう方法論ができればトレーニングになるね。

僕の診断面接のコツのなかの生理と行動と言語内容に分けた、あの辺でしょう。正常な子どもの発達段階の指標があるよね。精神遅滞のアセスメントに使っているもの、あれの援用でできる？

生体というものは必ず健全な部分を使って障害された機能をなんとかカバーしようとする。ないものをあるもので補っていこうとする。そう考えれば図式ができるのではないか。どういう図式かというと、不得意なものを得意なものでカバーしていこう、なんとか埋め合わせていこうとする生体内ドラマの図として描き出せれば、あとは一気呵成に家族のケアのあり方のアイデアが出てきて、それを試行する段階に進む。

一般に随意筋によって主導される表出活動は、コーピング（対処行動）をたくさん含んでいる可能性が高い。生理機構による表出はコーピングではない可能性が高い。生体内のコーピングというふうに考えれば発熱もそうだけれど、とりあえずはそこまで深入りしなくてもいい。僕の「言語、生理、行動」というのはその意図でつくったんだ。意識的に動かせるものほどコーピングになるからね。

言語内容は意味づけの世界だからほとんどコーピングです。つじつま合わせです。自分なりの納得です。そういう診断学を身につけるともう少しマシになるのではないか。この療育マニュアルのシリーズにはそういう認知技術面の提案はないの？

広瀬　シリーズ全部は読んではいませんが、少なくとも佐々木正美先生からの提案にはありました。

認識から行動へ、行動から認識へ

広瀬　今、発達障害がどんどん増えています。そして、専門家の中でも発達障害についての大きなストーリーが見失われつつあります。大きなストーリーがないと援助のしようもないですし、どこにゴールを置くのかということにもなります。そのあたり、先生のお考えをお聞かせください。

神田橋　サービス業の世界では認識はすぐ行動に結びつく。認識は自動的に行動を触発する。人間はそういう性格の動物だから。

逆に専門家が力を入れなければならないのは、行動がどのように認識に結びつくかです。認識を増やすような行動の提案、たとえば、握手してみてください、そうすると静かになるでしょうか、それともかえって騒がしくなるでしょうか、とか。最近気づいたけど自閉症等の人はハイタッチを好むね。てのひらとてのひらが接した瞬間に表情が柔らぐよ。統合失調症では柔らぎがなかったり、硬くなったり、さけたりするね。これ鑑別診断につかえるよ。

何か行動をして働きかけをして、それが有効だったとか有効でなかったとか、有効でなかったからだめだとか、そこで止まらないで、有効でなかったから、有効であったから、どういう認識が増えるか、何が明らかになり、どんな新しい疑問が生まれるか、そういう方法論を広瀬さんなんかが提案しなきゃね。

エジソンが「私は失敗した実験は一度もない」と言っている。うまくいかなかったことは必ず次のアイデアに結びつけて次の発展に結びつくから、失敗した実験というのは一つもない、とね。ぐるぐるぐるぐる仮説と実験とを回していく精神です。

Ⅱ

言葉を増やすには

広瀬　細かい話をいくつか、各論的なアイデアを伺いたいと思います。

たとえば、子どもの言葉を増やすにはどうすればいいかとよく聞かれます。親としてみれば、なんとしてもしゃべらせたいのですね。

神田橋　オウムに言葉を教えるときはどうするのかね。オハヨウ、オハヨウとかして、オハヨウと言えるようになったら今度はコンバンハを教えるとか、そんなふうに口移しのときが一つと、水準が類似したものをやっていくのかな。

通常の子育てでは、見ていると母親のほうが勝手にいいように解釈して、ああ、わかってる、うんと言ったとか、はいと言ったとか、思うんだね。偶然に出てきたかもしれない声を状況とつじつま合うように解釈してこちらがそこに浸入していく。

たとえば、「イヤ」と言ったら「いやね、いやね」と〝いや〟という言葉が今の状況とマッチしていれば「あ、いやだったのね」と、「イヤ」という叫びが「いや」という意味を付与されていくようにするのではないかな。

広瀬　それは人類の進化と一緒かもしれません。人間がどうやって言葉を獲得してきたのかということと、子どもが言葉を獲得してきたのとは、おそらく同じだと思うんですね。

神田橋　三〜四カ月くらいの赤ん坊で、自分で息をしていてアアと声が出るとびっくりして泣き出す子がいる。自分は声を出すつもりはないのに声が出てびっくりする。赤ちゃんにとってはちょっとショッキングな出来事なんだけど、それが母親の応じ方を介してコミュニケーションのなかに組み入れられていく。あの感じが、とてもいい。

ポジティブ・フィードバック

神田橋　面接しているときに机の脚を蹴ったりする患者さんがいるの。僕はこの人は怒りが筋肉活動に出やすいんだと思って、知的レベルが高い人であれば、枕を持ってきて「今の腹が立った気持ちで殴ってみてごらん」と言う。知的に低い人であれば、足で蹴ることは筋肉運動で、手で殴ることも筋肉運動で、これが同質のものだという連関がつくりにくいから、そうなれば屑篭を持ってきて「今そっちを蹴っていたけど、今度はこれを蹴ってごらん」と言う。蹴るという動作でも、そのときは意識されている気持ちはない。ただ蹴っている。そこへ「さっき蹴ったときのと同じ気持ちで蹴ってごらん」と言うと、頭のなかが変わる。蹴る動作と意識された気持ちが結びつく。

偶発的に出てきたものにポジティブなフィードバックをするといいだろうと思うね。ネガティブ・フィードバックは行動療法でもあまり治療効果が起こりにくいよね。

ネガティブなフィードバックでは犬レベルではもう効果が少ない。アメーバくらいだとネガティブ・フィードバックとポジティブ・フィードバックが同等の効果になるんじゃないかな。

ポジティブなフィードバックをするのがメインでしょうね。ポジティブ・フィードバックというと、褒めてやると考えるかもしれないが、そうではなくて、その子にとって役立つ行動に結びつけてやればいいの。

自閉症で頭をぶつける子がいる。見ていたら、常にぶつけるのではなく、ときどき頭をぶつける。頭のなかが苦しいからぶつけているのかと、フラッシュバックのように見えた。自閉症にはあまり漢方が効かないでしょ？

広瀬　いや、案外そうでもないです。

8の字回しから脳気功へ

神田橋　以前の「療育技法マニュアル」では8の字回しを紹介していましたが、その後もっと有効な方法を見つけましたのでそれに変えました。両手を向かい合わせると、両手のひらの間、正確には労宮と労宮の間に「気」が流れます。この気を脳に通すと脳の興奮を鎮めます。この時、左の脳に右の手のひら、右の脳に左の手のひらをかざします。自閉症では頭を触られるのを嫌がるのが普通です。頭から数センチ離して手のひらをかざすのでも効果は変わりません。脳全体に満遍なく気を通しましょう。一日何回しても構いません。

自分でしてもいいのですが、左の脳に右の手のひら、右の脳に左の手のひらですから、腕を交差しなくてはならないので、肩関節のこわばりのない人でないと、脳全体に気を通すのは難しいでしょう。

この手技は脳の興奮を鎮めるものですから、病気でない人でも誰でも愛用して日常の養生に役立てることができます。

衝動性には

広瀬　頭を打ちつけるのと関連するかもしれませんが、衝動性のコントロールがむずかしいなあといつも思うんです。手が出るとか、手が出なくてもかっとなるとか、挙句の果てはキレてしまうとか。いろいろな衝動性があって、ADHDのお子さんは必ずしもフラッシュバックだけでなくて、とっさに手が出てしまったり、もちろんフラッシュバックとしての衝動性もあると思うんですけれど。

しかも、自己覚知ができていないレベル、発達としては未熟なので、親も止める間もなく叩いてしまったり、そういうお子さんの場合、子どもに対してと親に対してと、どういうふうにアドバイスすればいいでしょうか。

神田橋　子どもの衝動性に対して、こちらは対処行動として何か反応しようとしますよね。そのとき逆に、もしこの子の衝動性が何かに対する反応として出てきていることがみつかれば、こちらの反応を組むのに役立つ物語りが得られると考えてみる。まずそう思って観察してみるのが一番です。

毛沢東の「造反有理」というのは子どもが騒ぐのは意味があるとかいう意味だった。何かの反応として出てきているというふうに思えないかなと、じっと見てみる。

一人にしてこっそり覗いてみるやり方もあるよ。誰もいないところでもその行動が出るか。人間のいないところでは出ないならば、何か人間が刺激であるらしい、そんなやり方をしてみるといいよ。

広瀬　キレたり、暴れたり、叩いたり、噛みついたり、そういった衝動性のきっかけは、だいたいが周りの間違った関わりだったり、不適切な刺激、過剰な情報入力なんです。でも、それがきょうだいやクラスメートだったり、親だったり、その衝動性を引き起こしているみなもととなっている刺激が如何ともしがたい場合があると、われわれは困ってしまうんです。

神田橋　その場合には、二つ考えられますね。一つは脳への入力のコントロールだけれど、今あなたが言ったように入力のコントロールはしにくいですね。入力をコントロールすることができないけれど、どうもそれが原因のようだとなると、脳の受容器の感度を下げるしかない。じゃあ薬物は何かと、なるから、感度を低下させる薬物を選ぶことになる。

もう一つはなんの刺激もなくて、一人にしておいてもギャーギャーするようなら外からの刺激とは関係ないんだから、出力のところ、あるいは内からの刺激をコントロールする薬物を探すしかない。やっぱり薬を使うしかない。三好輝先生はリーマスの超少量をつかって脳の興奮をコントロールする発明をしておられます。彼の著書を読んで工夫されるといいですね。

理解の大切さ

広瀬　いじめについても悩みのタネです。自閉症スペクトラムで、高機能ですから知的には悪くないけれど、場の空気を読むのが上手ではなく、迂闊なことを言ってしまっていじめられ、その結果、衝動性につながるようなことがあります。過剰な入力とその子の衝動的な反応を押さえ込むためにはものすごい量の薬を使わなければならないだろうと思うんです。

一方でいじめの問題では、いじめる側にも対処行動としてのいじめの要素があるんだろうと思うと、いじめているほうの対処行動にも介入をしてあげたいなと思うんですけれど、どうしたらいいでしょう。

神田橋　子どもは大人よりもはるかに理解によって変わるんです。脚がない子を、いじめたりしないでよく援けてやりますよ。だから啓蒙活動が大事なんだと思う。

子どもたちが見ても障害の様子が明確でないとむずかしい。脚がないとか、眼が見えないというのは見てすぐに理解できる。

それと同じような障害として、脳の障害としての表れがあることを子どもたちがなるほどそうだ、とわかる必要がある。

脳の障害という考えは差別だからいけないという考えがあって、その考えが高い地位を与えられることによっていじめが起こる。いじめは差別によっては起こらなくて、平等のたてまえ意識によって起こってくる。

広瀬　またデジタル的な発想ですけれど、概念としては区別をしてあげればいいと僕は思うんですが。

神田橋　差別なき区別は人間には不可能です。区別して、差別して、憐れんで、優しくするという段階しかない。

それを敏感に感じ取る障害者は、車椅子から自分が滑り落ちているときに他人が助けてやろうとすると、その優しさに憐れみと差別を感じるんです。

「私は今までにも何回も車椅子から滑り落ちて自力で這い上がってできたんだ、助けるのは差別だ」という正論です。

広瀬　うーん。先生だったらそういうとき、その差別だと言う人に対してどう返されますか?

神田橋　差別だと相手が言うならこちらは謝って、「ごめんなさいね、車椅子が動かないように押さえておきましょうか」と言うんです。

広瀬　本人でなく、ちょっとその隣にサポートするということですね。

神田橋　全部そうですよ、最小限度にサポートをする。これは英国で学んだことです。問いかけるんですよ。英国だと、誰かが倒れていたら「手を貸しましょうか？」と問う。英国では身体タッチは侵害なんです。侵害的なことを本人の許可なくしてするには、この人が拒否能力がない状態かどうかを確かめなければいけない。拒否能力がある人が拒否したら、まず身体タッチをしないですね。

拒否能力があるにもかかわらずこちらがタッチする場合は、緊急事態か犯罪か。その辺のセンスは子ども時代に養われますね。五歳くらいの小さい子でもちょっと手が触れたりすると必ず謝りますね。あれがいいかどうかはわかりませんけどね。

相手の立場を読むには

広瀬　発達障害の場合、子どもも大人も相手の立場を読めない、特に自閉症とかアスペルガー症候群ではそのあたりが障害の大きなところです。

どうやったら相手の立場を読むことを教え、トレーニングしていけるのか。この、古くて新しい問題について、先生のアイデアをぜひ聞かせていただきたいのですが。

神田橋　もう少し小学校ぐらいの頃に、正しいことはつまらないと教える。すばらしいことはたいてい正しいかどうかわからないんだと、もっと教えないといけないでしょうね。

広瀬　それが相手の立場を読むこととどうつながっていくのでしょうか?

神田橋　相手の立場を読むということは本来、正しくできるはずがないんです。

広瀬　それにしてもかれらの相手の読み方は非常にずれてしまって、かわいそうですよね。

神田橋　正しく読もうとするからかえってね。人の気持ちはわかりっこない、人の気持ちは判断できない、だから察することが大事として、あいまいなものを大事にする教育が行われる必要があると思うね。

あいまいなものを察していく能力はすごく優れた能力で、それの上手と下手はたいそう違うんだということを教える必要がある。

広瀬　下手でも最小限の察する力をつけることですね。でも、それは後から身につけるものなのか、もともとあるものを引き出すのか、どっちなんでしょうか？

神田橋　『心からのごめんなさいへ』という宇治少年院の記録が出版されていて、役に立つよ。もう少し売れてほしい本だ。

少年院に入っている子どもたちにいくら反省文を書かせても、わからないんです。宇治少年院ではそれはどうも発達障害のような感じの子どもが多いらしい。発達障害だとは言ってないの、発達障害みたいな子が多いと。

行列して歩かせると自分勝手なスピードで歩くから、前の人にぶつかったり後ろの人にぶつかったりしてペースが合わない。回れ右と言っても回れ右ができないし、縄跳びにしても相手が回すリズムに合わせられないから跳べない。それを練習させるんです。

そこから段階的に発展していって、自分が殴られると痛い、それと同じように自分が殴ると相手も同じように痛いんだということがはじめて感覚的にわかるようになるんです。それで悪いことをしたなあと思って、心からごめんなさいと言うんです。

われわれは相手が自分を殴ったとき自分が痛いから、自分が相手を殴って相手が痛いというのはわかりきったことのように思えるけれども、脳というコンピューターの情報処理から考えると、ぜんぜん別のことです。

相手が自分を殴ってくるのは視覚情報でしょ。それが自分に当たって、顔なら顔の感覚器から痛いというのが脳に送られてきて、相手が自分を殴ったら自分は痛かったとなる。

自分が相手を殴るのは、相手を見ているのは視覚情報だけれど、殴るというのは筋肉からの運動系のフィードバックでしょう。相手に当たったというのは、相手の顔ではなくて自分の手の感覚、棒なんかで殴っていたら、ぜんぜん違う情報が脳に入ってくる。

この二つのことが同じことであるというのは、純粋感覚としてはわからないんですね、情報処理が異なるから、わかれと要求するほうが間違っているんです。ミラー・ニューロンを巡るシステム、認知システムの未発達ということで説明できるのかもしれないですね。

広瀬　ミラー・ニューロンが発達してくれれば、殴られただけで逆のことがイメージできる。

神田橋　それがこころの理論の問題にいくわけでしょう。それをリハビリするにはどうしたらいいか。リハビリテーションなのか、育成なのかわからないけど。

ミラー・ニューロンの一番根本のところでリハビリをするのか、もしくはパスウェイをつくるのか、いずれにしても前のほうでやらないと、うんと発達した段階で相手を殴ったらおまえも痛かろうがと言っても、途中の神経発達がないのであとは大脳皮質でそれを理解するだけです。これとこれは同じ図式であるから、これは痛いのだと、そこからは〝ごめんなさい〟という感情は湧いてこないですよ。SST的にそのときはごめんなさいと言うんだよというのはできるけどね。

広瀬　マニュアル対応ですね。

神田橋　そう、マニュアルでできるけど、マニュアル対応の悪い点は非常に汎化力が低いということ。汎化力が低いから全部教えないといけないし、無限にマニュアルが必要。

アスペルガーでマニュアル対応をとりあえずつくる。それでなんとかやれていく。やれていくと、生活がよくなるから、アスペルガーという障害によって二次的に起こったいろいろな苦労はずいぶん軽減するはずですよね。失敗するとか遅刻するとか、何かできないとか、がっかりだとか、自尊心が低下するとか、周りから非難されるとか、それらがすべて減るから、マニュアル対応は悪くはないんだけれども、もう少し治療を進歩させたい。

とりあえずのマニュアル対応、SSTは全部そうで、それをもう少し汎化しやすいものにしようとすると、認知行動療法がある。多少いいけど、パターニングの未成熟のような段階は認知行動療法でやれるけど、ミラー・ニューロンを取り囲んで生じているネットワークの障害であろうと思うから、これに対するリハビリの方法を考えたいね。

宇治少年院はそれに成功しているのだと思います。最初に「回れ右」とか「休め」とか「前へ習え」とかからやっているんです。「前へ習え」というのをやると、自分の手が前の人にくっつかないような、離れすぎてないような間合いをつくらなくてはいけない。そういうところからやっているんです。

少年院に入るような子どもたちだから障害は極めて限局的ですよね。広瀬さんたちが取り扱っているのは少年院なんかに入るような発達段階の人たちではないから、もう少し考えなければならない。だけどあれはものすごく参考になりますよ。

ミラー・ニューロンの育成

広瀬　今の話は聞いていてすごく新鮮でした。叩いてしつける親は、痛みがわからなければまたやるだろうと思って叩いているのでしょうが、ミラー・ニューロンが働かないと、自分が叩かれることと相手が叩かれることがつながらない、だから子どもは変わらないのですね。

その親が叩いてしつけたとしたら、かわりにおまえもおれのことを叩いてみろと言って、その場で立場を替えたやりとりをしないといけないのですね。

神田橋　それが有効なのは多少高度な人でしょうね。叩くよりもっとプリミティブなところでミラー・ニューロン周辺のことができるんでしょう。ケン玉とかお手玉がいいかなと思っているんです。

お手玉は向こうの動きでしょ。ところが、自閉傾向の人でジャグリングなんかが上手な人はいるんですよ。それで相手に対する共感性が高いかというとそうでもない。

だからもう少し工夫があるといいんですね。ジャグリングができる人だと外側の動きと自分の動きとのマッチングはできるわけです。

そこから次に一歩進めると、〝セッセッセ〟という手遊び歌がいいと思っているんです。あれは単なる動きではなく、相手の人の動きと、こちらの動きです。これは同じものですが、鏡像ですよね。ミラー・ニューロンの育成に役立つのではないかと思っているんです。

広瀬　多くの幼稚園や保育園で手遊び歌を取り入れて昔からやっているのは、経験上それが発達にすごくいいということなんでしょうね。

神田橋　僕は発達障害の講演を九大でして、その講演録「難治症例に潜む発達障害」（本書第二部に収載）のなかにその〝セッセッセ〟も書いたんですけれど、そこから何が出てくるかというと、小貫悟くんが発達障害児の遊びとSSTについての本を出して、すごく売れている。幼稚園や保育園が買っているんだけど、書いてある中に昔の遊びがあるんだね。昔の遊びを、この年齢にはこんなのがいいとか、書いている。

発達障害の原因

神田橋　そこで僕はひらめいたのは、発達障害の原因としては、一つは遺伝があるでしょ。もう一つは黒田洋一郎先生が言っている環境汚染があるんですよね。

遺伝は環境汚染がなくても昔からあったんだけれども、昔はそういう遊びによってトレーニングが行われて、発達障害がだいぶ薄まっていたんではないかと。それが今はぜんぜんないでしょ。なぜしなくなったのかわからないけれどね。あれは社会的な価値がないからだと思うね。あんなのができるからといっても価値がない、オリンピックに行くとかにもつながらないしね。

広瀬　代わりにやってるファミコンだって、社会的価値はないような気がしますけどね。

神田橋　だけれどそれはパソコンが上手になるとか、商工業につながるからソーシャルなものにつながっていく。

昔から子どもたちの遊びにあった、何もその後の出世に結びつかなかったかのような遊びは、実は空気を読むとか、場を読むとかの能力の育成に役に立っていたんだけれど、今はそれがなくなってしまった。

遺伝と環境汚染と幼児の遊びの貧困化、その三つの要素によって生じた軽い発達障害が基盤にあり、それがあるとうつ病であれ、統合失調症であれ、治療で治らない。なぜか。非常に単純に言えば、治療は学習だからなんです。治療でよくなっていくというのはどこかに決定的に学習の要素がある。学習障害があるとだめなんです。治るということが起こらない。

もう十何年間治らなかった人がとうとう治った。治ったということはどういうことかというと、精神科の薬を一粒も飲まなくなった。で、何を飲んで治ったかというと、春ウコンです。

広瀬　二次的な精神症状だったんですか？

神田橋　いや、躁うつ病。発達障害がベースにある躁うつ病で、僕は躁うつ病は楽しく愉快に充実した毎日をやっていれば薬がいらなくなる人がいるとずっと言ってるんだけど、そうなったのです。で、今ホステスになって、美人だし、すぐにホステスの会社に雇われて、生活できる。ずっとホステスをやっていくつもりはなくて、独特の絵の才能があるから、ホステスやって絵をやって、どんどん生活を広げていくということにしたら、気分調整薬も、いらなくなった。

精神科における発達障害の診療

広瀬　わかっている大人の精神科の先生は、ベースに発達障害があるかないかをちゃんと診て、それを踏まえて診療していただいてるんですけれど、最近すごく感じるのは、特にトレーニング中のドクターがＤＳＭなどのマニュアルだけで発達障害の間違った診断をして、正しい見立てに到達しないことがどんどん増えているなあということです。たしかに見た目は発達障害であるかのように見えるんですけれど、場面を設定して緊張をほぐしてあげてやりとりすれば、なんのことはない、親との愛着の問題だったりするんです。

その辺を本物の病態を整理して、わかってほしいと思いますが。

神田橋　それはいまや不可能でしょう。マニュアルで診断をするやり方は、自身が軽度の発達障害を持っている精神科医にせめてもできる方法ですから。そういう診断のやり方をいつまでも続けることができる能力というのは、その精神科医が軽度の発達障害だからなんです。それで飽きることがないということは、それが救いだからです。今はそのような医者がすごく多いです。

精神科の診断と治療がマニュアルやガイドラインでやるようになって、自分の精神のあり方に何か不快感や不全感を持っている、しかし知能だけが高い医学部の学生が全部精神科に惹かれてくる。精神の問題がこんなふうにしてマニュアルやアルゴリズム、クリニカルパスとかで、いけるのではないかということで期待をもって入ってくる。

今、精神科を志望する学生がすごく増えている。増えているなかに一つは現代の医療のマニュアル化に飽き足らないから来る人がいるね。

もう一つは現代の医療のマニュアル化の最先端に精神科がいるような気がしてきて、自身も生きにくさを持っているせいで入ってくる人がいる。両方のタイプがある。そして、マニュアル化の鬼みたいになっている人がたくさんいて、せっかく医師免許をとったからには生きていかなければならないし、頭はいいんだから。

だから、どうしようもないね。

広瀬　こういう言い方はいけないのですが、トレーニングの課程でそういう人たちを篩にかける。泥臭い臨床の現場で二〜三年やったら、いやになって辞めたりしませんかね。

神田橋　それも、かわいそうだものね。

広瀬　そういう人に診断される患者さんはもっとかわいそうですよね。

神田橋　そう、もういっぱいいますよ。ああ、昨日来た患者さんはすごかった。喉がしめつけられるような感じがすると言うんだけれどね。軽い発達障害があると思うけど普通に生活して子育てして、子どもが発達障害だったので来られたんですが、自分もみてほしい、実は喉がしめつけられるような感じがして大学病院にかかって薬をもらっている、と。薬を見たらジプレキサが出ている。

喉がしめつけられる、漢方で気滞という状態、まあ、子どもが軽い発達障害でご主人がそれに協力してくれないとかで喉がつまる。どうしてジプレキサが出ているかわからない。「うちの子どもがこういうふうに発達が悪くなっているのも、私の喉がしめつけられるのも、誰かに呪われているんじゃないでしょうか」と言うんだ。きっとそれを言ったからジプレキサが出たんですね。「呪われてる」と言うので妄想、被害妄想、現実離れをした解釈をするから、統合失調症の可能性があるというんで、ジプレキサを二・五ミリグラムで出している。統合失調症と思えば五ミリグラムなり一〇ミリグラムなりを出すわけだけど、ちょびっと出して様子を見て、また来なさいと。

普通に話をしたら、こんなに親しげに「困るんですよ」と言う人を、なんで統合失調症と思うのか不思議だと思ったね。「呪われてるんじゃないでしょうか」と言うのに対して、僕は「そんなことないだろう」と言ったら、「そうですよね、まさかねえ」と。

広瀬　そうすると小さいうちに子どもをみているわれわれが、できるだけかかわりを細やかにして二次障害も防げれば一番いいだろうし、大人になっていく前に早期介入すると最小限で防げるのかなという感じがしますね。

神田橋　みんなそれぞれ発達障害で、黒田さんの論文の最後のほうに「これは個性とつながる」と書いてあるの。それから結局は脳の障害だからリハビリテーションしかないと書いてある。なぜ純粋の自然科学しかしない人たちというのはこんなにすてきなんだろうかと思う。

自然科学をやっている人たちは、これは人類に何か役に立たないかということがいつも頭のなかにある。実際は道楽でやってるわけだから。何か役に立つといいのにという後ろめたさがあって、そういう発言がぱっと出てくるわけ。それがすてきなんだね。

中途半端でやってる連中はオタクでやってるからぜんぜんだめだね。自分の研究は価値があると思いたいだけで、そういうのはオタクなんだ。

Ⅲ

発達障害の雰囲気

広瀬　さきほどの続きで二つお聞きします。一つは先生がこの人は発達障害だと思うんだけどという、その雰囲気を教えていただきたいのです。もう一つは、主に大人をみている先生から、子どもの療育をしているセラピストに、こんなふうにしておいてくれれば大人になって本人が楽なんだよということについて、二次障害も含めて教えていただきたいのです。

神田橋　軽い発達障害を抱えている精神障害者というのは、一番目立つのは非常に治ろうとする意欲が高いということです。ということは、軽い発達障害で表出されている症状は、うつ病だったりボーダーラインだったり摂食障害だったりしますけど、みんなほどほどのところで諦めることをしない。

だからドクターショッピングしたり、いろいろな宗教にはまったり、ともかく治るかもしれないようなことをやたらめったら試す。

広瀬　逆のような気もするんですけど。

神田橋　軽い発達障害の大人はみんなそうですよ。一つはこだわりです。それともう一つは、発達障害を治そうとしているわけではない。

広瀬　だからこそ、治すところは治したいというこだわりになるのでしょうか。

神田橋　そうですね。発達障害とは気づいてない。自分のうつ状態とか躁状態とか眠れないとかイライラするとか、そういうことをなんとかして治したいとするんです。

で、それが周りとの関係で動くので、外罰的になって周りに対して非常に攻撃的になったり、要求的になったりするんです。何か自分が楽になる道があるはずだという模索行動が非常に強くて、それに対して治療者が、なんとか現状を受け入れて、あるがままでやっていこうじゃないかという説得を一生懸命、そんなに焦ってよくなろうとすることはかえって墓穴を掘っているから、今の障害、（発達障害という意味はなくて、）うつならうつという障害を受け入れて、できる範囲で一生懸命人生を送っていけば、そのうちまたいい日も来るから、ということを治療者は言う。で、患者のほうはその説得が大嫌い。

この構図ができると発達障害が潜んでいる可能性があります。もう治療者も方法を知らない。患者のほうは要求する、ということで、必ず多剤併用がどんどん大きくなっていきます。その特徴がある人の全例が軽い発達障害を潜めていると思ったらいいです。

最近、軽い発達障害を疑った場合にするいい質問を見つけたんです。

子どもが卵焼きが好きなので、お母さんがおいしい卵焼きをつくってやろうとしてとてもよくできて、本人もおいしそうに食べていた。お母さんが「今日の卵焼きはよくできたからおいしいでしょう」と言ったら、突然お母さんを殴りつけた。この子の気持ちはわかりますかと言うと、発達障害の人はわかるんですよね。

広瀬　それは身をもって体験しているからということですか？

神田橋　そうです、体験しているからわかるんです。

その前は、あなたがコンピューターを操作して文章を書いたりしているときに横から「それはもう少しこんなふうにするとうまくいくよ」とか言われたら頭が混乱しますか？　というのでやっていた。だけどコンピューターをしない人もいるから、卵焼きの話をつくってやったら、「気持ちわかりますか?」と言うと、ほとんどわかりますよ。だけどそれを説明させようとすると無理なんです。

本人がわかると言ったら、「せっかくおいしく食べてるのに邪魔されるからでしょ?」と言うと「あ、そうです」と言います。せっかくおいしく食べて、そこには多少お母さんへの感謝も込めて食べている活動が、横から何か言われると、味わうという行動がごちゃごちゃになってわからなくなるんです。それでお母さんを殴りつける。殴られるお母さんは卵焼きをつくってくれたお母さんとは別の人、お母さんがつくってくれた卵焼きをおいしく食べている状態を邪魔する外部刺激なんです。これはかなりいい質問だと思います。

広瀬　そうすると、発達障害をもっている人が精神症状を合併してくるというのは、本人にとっては普通の精神病をもっている人よりもすごく違和感は強いということですね。だからなんとか排除したいんですね。

トラウマ体験

神田橋　われわれが認知している外界と、かれらが認知している外界とは違うんでしょうから、その結果、発達障害をもっている精神障害者は絶え間ない挫折を味わっていますので、ほとんどが複雑性ＰＴＳＤとそのフラッシュバックの症状をもっています。

少していねいにものをみる精神科医だったら、この人はこんなに治らないのはもしかしたら複雑性ＰＴＳＤじゃないか、児童虐待の歴史があるのではないかと思うけれど、ないんです。本人の話だけ聴いているとあるみたいなんですが。

家族を呼んでみると、虐待するとは思えないんだけれど、親の対応と子どものニーズとか働きかけとかのあいだがチグハグであるという心的外傷を受けているのは間違いないわけです。

普通に接していたってわからないですし、しかも本人の言ったりしたりすることはピントがはずれるんで、今度は親のほうが心的外傷を受け、それで多少子どもにつらく当たったりするというのは、親のほうのコーピングです。

だから発達障害者が現実に事実として児童虐待になっている事例は相当数あるわけです。しかも親のほうがしばしば発達障害であったりするでしょう、遺伝のせいで。だから複雑性ＰＴＳＤの児童虐待という問題を考えるときに、親子両方の軽い発達障害という視点がないと見落としますよね。それはものすごく多いと思うし、どんどん増えてくると思うんです。

広瀬　横須賀のセンターでも親御さんに漢方薬を出して治療的介入をすることがあります。

神田橋　それはあなた方がきちんとしたデータで、文句をつけられないようにして、発達障害の遺伝と環境の問題もあるけれど、それがコミュニケーションの障害を起こして二次的にいろんな問題を引き起こしているんだということをどこかで発表する必要があります。

広瀬　それをやっている人はいますね。

神田橋　最近のいろいろな青少年の事件のなかで理解困難な内容のものが何例かありますね。たぶん発達障害です。誰も言わないけれど、どこかで誰かが言わなくてはいけない。

社会に原因を押し付ける今までの考え方でこの事態は解決しない、もう少し個々のケースを精密によく検討して、その子の育ってきた心の軌跡を見なければいけないとかは言っているけれど、喉元まで出かかってるけど言わないというのが透けて見えている気がする。区別は必ず差別になる。差別はタブーという禁止があるから仕方ないのかもしれないが、事実をちゃんと認めないと、どうしようもない。

あなたも私も障害者

広瀬　発達障害の人は生まれた瞬間から認知のずれが生じている、ひょっとしたら生まれる前から認知のずれが生じている。だとしたら、診断やアセスメントを待って介入するのでは遅い。だからこそ、子育て段階が大事ということにつながると思うんです。

発達障害の親子に使えるやり方は普通の子育てにも使えると思います。そのあたり、複雑性ＰＴＳＤを防ぐという意味からも、赤ちゃんや胎児期からの親子のかかわりについて、先生からのメッセージがあればぜひお願いします。どうしていけばいいんでしょう？

神田橋　〝あなたも私も障害者〟ということしかないのではないですか。

みんなそれぞれ障害があって、どこからが障害でどこからが個性という区別は人為的なもので、みな背が高かったり低かったりしているけれど、脳の場合は見えない。脳という言葉を使わずに心という言葉を使っているせいで改変可能性が大きく見積もられすぎているということがあるのと、改変可能性のターゲットの定め方が実効性を欠いている。本を読んだり、いろんな心を豊かにする活動などでは育成できないレベルがあるんだということを、たとえば無人島体験とかでないとダメな育成レベルがあって、それよりもう少し下の体験、どろんこ遊び体験みたいなものでないと発達できないトレーニングレベルがあってという論が必要。

そして下のものであるほど上のものへ影響を与えていく、発達は親亀の上に子亀が乗っているようなものだから、どのレベルのトレーニング、体験がその子には必要なのかということを見定める診断技術が必要なんだというキャンペーンのほうへあなたたちがもっていく必要がある。

教育との連携

広瀬　教育と医療と福祉の連携がとても必要だけれど、すごくむずかしいと、現場で思うんです。少し前よりは先生たちはわかってくれるようになったと思うんですが、でも学校の先生や幼稚園、保育園の先生たちと連携していくのはとてもむずかしくて、その辺の連携の工夫やコツが何かあれば教えてください。

神田橋　はじめの部分で、変わろうとしている人は行動からと言ったでしょう。このままでいけないと思っている人たちはどの業種にも増えてますから、今やるのは異業種交流ですよ。自分たちの今を何か変えていきたいと思っている人たちとの交流です。最初はテーマがないとむずかしいだろうから、何か一つテーマを出して。異業種交流を目的として、こういう問題意識を持っている人は集まりましょう、と立ち上げていく。それのスポンサーになる企業もいると思うよ。おそらく情報産業か何かの。

そうそう、ビル・ゲイツさんは発達障害ですね。テレビに出ている姿を見たら、小脳の邪気がひどい。アインシュタインも写真で見ると発達障害。エジソンはいい写真がないものだからわからない。そんな極端な人は、テレビで見ていてわかるね。

広瀬　とてもわかっていらっしゃる現場の先生もいらっしゃいます。アドバイスを求めて来られると、こういう特徴があってこうするといいですよとお伝えするんですけれど、個人から組織へ、点から線や面になかなか広がらないんですよね。どうしたらいいでしょうか。

神田橋　子どもとの情緒的な連帯を基盤にするような資質の先生が昔は先生として一番向いた人だったんだけれど、そういう人は今みんなうつ病になってしまってだんだん排除されて、情緒的な交流を希求するような資質の人たちはだんだん学校現場から排除されていってます。まもなく学校教育が崩壊するんじゃないですか。

広瀬　さっきの精神科のドクターの話と一緒で、いかんともしがたいという結論でしょうか。

神田橋　今、学校のなかに塾が入ってきたりするでしょう、あれはすごくいい傾向ですよね。だんぜん塾の先生のほうがうつ病親和者が多い。情緒的かかわりを希求する資質の人が多い。

広瀬　でも、その人たちもつぶれていくんではないですか？

神田橋　いや、アウトサイダーだから、文部科学省のシステム化が及ばないから。全部システム化で悪化しているんです。システム化の最たるものは書類を書かせることです。先生たちは書類を書くので忙しくて子どもと接する時間がなくてかなわんと言っています。

精神科の病棟も書類書きが増えて、そのうち電子カルテになる。電子カルテになったら優秀なお医者さんはうつ病になります。どんどんデジタル化が進んでくると、一方でデジタル化から脱落する、ついていけない人がいて、もう一方ではデジタル化からはみ出してしまっているからアウトローみたいなものですよね。刺したり、テロ行為をしたりする人が出てきます。これは人間性の一揆ですね。痴漢とか、犯罪行為が出てくる。そしてもっとも建設的な群は最後に出てくるんです。デジタル破壊です。デジタル化の波に対する挑戦、僕は会ったことがないけれど、ハッカーという人たちはすごく健康度が高いんじゃないかとも思います。革命家かもしれない。

デジタルの世界にいてデジタルのシステムの整いを破壊しようとしている人たち、人間の生命体が「非人間的な道具の世界が生命を支配するようになってしまった現状」を革命しようとしているのがハッカーではないかな。

滅びゆく宇宙船地球号のなかで

神田橋　ビル・ゲイツさんがあの世界から引退して、難民救済を自分の残りの仕事にしたいと言っているのも、なんとなくあの人の脳が発育して、なかにつまらなくなった感覚があるんだと思うんです。人類が滅亡するか、デジタル文明が崩壊して少しいいようなものになるか、どっちが先か。人類の滅亡のほうが先ではないかな。人類が滅亡すればもうデジタル文明も消えるわけだから、そうすると地球上のほかの生命体は喜ぶ。救われる。

広瀬　丸山ワクチンの話みたいに、人類がデジタルと共存できるようなシステムをつくっていけないのかと思うんですけれど、むずかしいですかね。デジタル文明と人類の話は、寄生細胞と人間のたとえみたいだなと思って聞いていましたけれど。僕たちの世代はそれをしなければいけないんだろうと思うのですけれどね。

神田橋　僕はうまくいくとは思っていない。環境問題を話し合う会議が京都から洞爺湖サミットであったでしょ。あれを見ていたら、やはり滅亡は避けられないだろうな。ああいうものが少し成功したら、そのぶんだけほかの生物が死滅するのは増えるでしょう。人間の都合、途上国の都合のいいように主張している。

それと先進国が都合のいいように主張しているのが、妥協が成立すると人類に都合がいいようになるんで、ほかの生物にとっては都合が悪いでしょう。ほかの生物は死滅する形でしか抗議する方法をもたない。

ほかの生物が死滅すれば、当然それは回りまわって複雑系全体が変わってくるから、人類も滅亡していく。諸悪の根源は人類にあるんだから、それが滅亡すればまた、クロレラとかあのぐらいは生き残るから、地球はうまくいくんですよ、太陽の滅亡までは。そう思って安心してるんです。

広瀬　先生らしい結論になっちゃった。

神田橋　僕はそこからヒューマニズムになる。どっちみち滅亡する同士だから助け合って、という。

広瀬　「みんな障害」というのと一緒ですね。燃料が残り少ない宇宙船地球号のなかで、勝ったり負けたりしてもしょうがないはずなのに…

しかも、宇宙船地球号を引っ張っているのが先進国のキリスト教の人たちですね。彼らのベースには「人間は死ぬ」ということが前提の宗教であるキリスト教的な発想がある。矛盾というか、皮肉というか、おもしろいですね。逆に仏教国が先進国になっていれば、そうはなってなかったですかね。

神田橋　今、学校がないところに学校をつくるのがテレビで映るでしょ、学校がなかったところの子どもたちが「学校ができるんだ、できるんだ」と映る、あの顔つきは明治の頃の日本の子どもたちの顔つきだね。学校ができたから、そのうちにほんの十年か二十年であの表情や態度は消えるんだ。

広瀬　皮肉なものですね。

神田橋　文盲の、識字率が低いところほど人情が残っている。生命の美しさが残っている。識字率が人類を暴力的なものにしていったというのが僕の文化論。またこの本が一冊できるから、そのぶん、人類が滅びるほうへ一歩寄与するわけです。

哀しいねえ。

（二〇〇八年八月九日　東京　丸の内ホテルにて）

Ⅳ

以下は、二〇〇六年七月に伊敷病院における個人スーパーヴィジョンの時間に神田橋先生から教わったことです。このとき筆者は、本格的な発達障害と児童精神科臨床に携わって四年目でした。当時から悩んでいた統合失調症と自閉症の違い、大量服薬時についての対応に関して、とても役に立ちました。幸い録音が残っており、今回、先生のご

許可をいただいて掲載できることを嬉しく思います。（広瀬宏之）

統合失調症と自閉症の違い

広瀬　統合失調症と自閉症の違いについて教えてください。

神田橋　統合失調症はまず、脳のＣＰＵが生まれつき悪い。特に並行処理が不得意なの。二台（以上）のコンピューターでの処理がくっつかないから分裂だし、統合失調症になる。そして、その不器用なＣＰＵにオーバー・ローディングがかかると破綻していろいろな症状が出てくるの。「自閉の利用」をするのは、脳への情報流入量を減らすからよいんだ。

情報流入が増えているのは外界のせいではなく、ファントムがやっていることで、ファントムは、外界とうまく折り合っていくべく外界の文化を取り込む。外界の文化を取り込むことで、生体と外界をつなごうとするんだけれども、そのことで外界への適応が行き過ぎると内界との適応が悪くなる。つまり、実際は〝かのように〟外界文化を取り込んで身体（からだ）と接しているんだけれど、身体の側から言うとあたかも文化が直接に脳に情報を流入させたようになってしまう。それは外界への適応がよすぎるからそうなる。

そのことと関連して、昔、どこかの家族研究で、統合失調症の遺伝的負因の強い家族では、健康に機能しているように見える個体、つまり文化との適応がよい個体から発症するという報告があるんだ。同じ意味の例えとしては、極端なスキゾイドは統合失調症にならないという事実がある。それは、ファントムが内界への適応のほうを重視して外界との適応を無視しているから変人といわれるけど、統合失調症にはならないの。

広瀬　統合失調症の原因はどのあたりにあるのでしょうか？

神田橋　ダブル・バインドというものが統合失調症の原因であると言われていた時代があるけど、ダブル・バインドは虚実皮膜という人間のコミュニケーションのソフィスティケートされた形態で、それを処理していくためには脳の情報処理が細かいところで軽業的な作業をしなくてはいけない。だから不器用なＣＰＵに悪いのであって、親がしたから悪いんだというのは、そうではないの。

親たちも統合失調症の遺伝負因を持っていると、その親のダブル・バインドは、粗雑で観察者から見るとダブル性が如実に見えるから、これが悪いんだなという論が出てくるだけど、実際はそうではなく、ソフィスティケートされた日常人のダブル・バインド的な応対のほうがもっと統合失調症には悪い。

その証拠として、統合失調症の優れた治療者は非常にシンプルな言葉を使って、複合的な意味合いが載らないような言葉を選んで使う癖が身についている。中澤正夫さん、安永浩さん、故人の湯浅修一さんなどがそう。彼らは経験からのオペラント条件づけで治療者の中に刻み込まれて、そういう境地に達しているの。

したがって、統合失調症という診断が出てくるためには、ＣＰＵの性能が悪いのに、なんとか外界文化に適応していこうとする姿勢があるという所見が必要。外界文化がその人を押しつぶしているのではなく、その人が外界文化に適応しようとする努力が脳の脆弱性を悪化させている。悪化するとしばしば、外界をなんとかつじつまよく理解しようとして、曲解して、妄想が出てくる。

そこが、外界に合わそうとする姿勢を早期に放棄してしまって、外界に合わせようとしないで、パッシブに外界から圧力によって適応させられる、という被害的な位置にある自閉症と違っている。だから、どこで、早目に降伏したか、コーピングとしての自閉を取り入れたかが違う。

だから、自閉症には妄想がないということで考えればいいのかな。外界を曲解する、曲解というのは理解の努力のまずさだから、自閉症にはその切なさがない。自閉症は外界からのいろいろな圧力に対して、なんとか調子を合わせようとしてうまくいかない切なさはあるが、なんとか外界を理解してファントム界に外界の像を作ってそれに自分が合わせていこうとする統合失調症の切なさがない。

雰囲気としては、自閉症は外界に対して「困っている」感じ。自閉症では、瞬間瞬間に外界からくる刺激や要求に対して対応するところで破綻して混乱して困っている。統合失調症者は外界に対して理解困難であり、外界を不気味なもの、不思議なもの、「薄気味悪い」と感じている。自分の理解野の中に外界を把握している感じを作れないというこことで困っているんだ。

広瀬　そのあたりから子どもへの関わりのヒントがありそうです。

神田橋　幻聴や幻視のような幻覚のほうがファントムがより関与していないので、脳の直接的な機能です。歪みを受けた脳や、歪みを受けた身体が生きる場を見つけてもがいているときに、筋肉行動優位の人は暴力的になるし、感覚優位的な脳は感覚がふくれて幻覚になる。発達障害者の妄想様思考は幻覚に対する理解という指向をもっている。

診断よりも、感覚野の中に生産的に生きる場をしつらえてあげて、それで全体の病状がどうなるか。幻聴を主体にしていれば音楽活動だし、幻視が優位ならば絵画活動や視覚領域の芸術活動だ。そこに救いを出口を求めているのだから、そこにクリエィティブな生産的に生きる場をしつらえてあげれば、そこにいろいろなエネルギーが流入していくので、他の症状が軽快していくことが多い。特に子どもの場合はそれが大事。

広瀬　アスペルガー障害の人で、周囲から見られている感じがして大変になっているケースがあるんですが。

神田橋　被注察感の人は、まず体の真ん中に芯を作らせてバリアを作らせる。一輪車の練習が役立つ。それはコーピングだから、まあ、うまくいっても大して面白くない。

ついで被注察感の人には、パフォーマンスをさせてそれで充足するかどうか。充足するということは、もう少し見られたいという欲求が吹き出しているということ。いまは、見られたくない時に見られたくない姿を見られている。そうではなくて、見られたい時に見られたい姿を見てもらう、ということに置き換えれば消えちゃうんじゃないかということになるね。踊りや、入院だったら演芸会を、させてみるのではなく、提案してみる。コメディアンや舞台人の中に被注察感克服の意図から入った人がずいぶんあるよ。

しかし、統合失調症は症候群だからね。ボクの診断の理想型としては、すべての患者さんの診断が分からなくなることだね。むかし、カール・メニンガーが診断を廃止する運動をしたように、カルテに、診断名ではなくてこれこれこういう事情で苦労して破綻した人と書く、そういう感じが一番好き。

神経症にならない最高の方法はあらかじめ統合失調症と診断をつけられておくこと、と書いたことがある。ブラックユーモアです。大事なのは鑑別診断ではなくて、今この人に何をするとよいのかということです。分類して焦点化するのは、対処法を考えるためであって、分類戸棚にしまうためではない。

広瀬　鑑別診断と言えば、細かく症状を切り分けて、診断に命をかけるようなタイプの臨床家もいますが。

神田橋　そうね、「リンネの喜び」というのと「リンネの安らぎ」というのがあると思うんだ。

診断分類に厳しい人は喜びを求めているのか安らぎを求めているか。喜びを求めているのは支配が好きな人。森羅万象を自分の作った分類棚に全部おさめてしまって喜ぶ。知的な支配。そうではなく、不安があって戸棚に入れて安らぐ人が後者。根っこは同じかなあとも思う。

診断がつかないで治ってしまったときに困ったなあというか、よかったなあというか。リンネの喜びは趣味と言える。人生の余計なこと、リクリエーションをしているという感じがある。リンネの安らぎは症状。自分で整理していかないと自分の生きているありようが頼りなく、不安で仕方がない。この二つはどこかで溶け合うけど、表面が違う。表面が大事なのは、こちらが突っかかるときはそこから突っ込む。「診断がついてよかったですね、嬉しいでしょう」と言うか、診断がついて「ほっとしますね、すっきりですネ」と言うか。

いずれも治療は二の次なんだ。われわれはサービス業なのに。

大量服薬したケースについて

広瀬　さっきの電話（外来陪席中に筆者の携帯電話が鳴った）は僕の患者さんがリスパダール八錠を「過量に飲んだ」という連絡でした。このケースは発達障害ではないのですが、過量服薬の対応などを教えていただければと思います。

神田橋　僕はリスパダールの液剤を愛用するの。リスパダール、本来は錠剤で出すんだけど、液剤は注射と同じくらいの即効性があるから外来で出してその場で飲んでもらって、待合室で十五分くらい様子をみてもらって、飲んで頭の中が楽になるようならば錠剤を出す。で、急に苦しいことが起こってすぐ効いてほしいような緊急時用に注射の代用として、液剤を持たせる。だけど両方処方するのは保険が禁止してるから困るねえ。

こうすると、先生を信頼して薬を飲む世界から、そこに薬物療法に対する主体感が出てくる。主体感ができてきた人は大量服薬しない。逆に、先生を信頼して、薬を飲んでいるときは身を預けている感じがある。そうすると、そこから離脱するために、大量服薬が起こる。

昔、こういうこと考えたことがある。薬を貯めていると、いつでもいざとなれば飲んで死ねる。そうするとそのあなたの持っている薬は、昔の武家の子女の懐剣と同じだねえと。懐剣というものは、敵から身を守るためにあるのではなく、自分で死ぬことで、自分の誇りを守る。自分の身体は殺すけど、それによって相手から屈辱的な目にあったりする前に自分の魂を守るための非常に大切なもの。そのことと、あなたが貯めている薬は非常に似ているね。その薬はあなたの魂を守るためにいざとなると飲む。

広瀬　大量服薬の後に、主治医としてはどう関わればいいのでしょう。

神田橋　まず、できるだけ時間的に近くから話をする。病院で会って「昨日電話がかかって来たけど、今見たらそんなにひどい状態ではなさそうね。しばらく意識がなかったの？　いつ飲んだの？」と。

近くから遠くというのは、人間の脳は気持ちが先行してあとから行動が出てくるので、まず行為の結果を話題にして、次に行為を話題にして、その次に行為への決断を聞いて、そのあとで決断への心情へと遡って聞くのがよい。時間の流れ順にストーリーを作るのは、患者に全部やらせるのではいかんの。流れを遡って聞いて、こっちが時間の流れの順にまとまったストーリーを作ってあげて与えてあげなくてはいけない。

広瀬　ケースによっては、大量服薬で死にたくなることも納得できてしまう気もしますが…

神田橋　もう一歩丁寧に話し合ったら、もっと良いストーリーができる。生きていくのが嫌になったから死ぬ、なんていうのはストーリーとしては粗雑。生きていくのが嫌という気持ちは、その時に地震のようにポンと起こるなんて、心理的には考えられない。生きていくのが嫌という気持ちと、頑張って生きていこうという気持ちが天秤のように揺れていた。その天秤がどっちに傾いてきたのか、という話をしていくといい。いつもどっちかに揺れているのか、いつもは生きていくつもりなのが急に傾いたのか。傾いたのなら、そうさせた事情があるんだよね、と。

で、まず、その事情はこの間の私の診察が関係あるんだよねと考えてみる。面接しているこの場では、治療者‐患者関係が一番近いですから。「家で何かあったの？」というのはこの場から遠いからだめです。

広瀬　このケースは家庭背景が複雑で、アルコール依存の父親からの精神的虐待があります。フラッシュバックのように暴れたり、自傷したりするんです。

神田橋　ＰＴＳＤのフラッシュバックにバッチ・フラワー・レメディのスター・オブ・ベツレヘムを使うのと漢方の桂枝加芍薬湯（60）＋四物湯（71）を使うのとどう使い分けるか。前者はフラッシュバックの内容の持つボルテージを薄くする。後者はフラッシュバックという現象を起こりにくくする。前者のほうが治療としてはよく、後者は緊急処置的。このケースはスター・オブ・ベツレヘム八滴。

それよりも、スター・オブ・ベツレヘムの説明書を読ませて、これはあなたの辛さを薄くするだけで、起こったことはなくならない。あなたのお父さんがアルコールを飲むのは、お父さんがあなたと同じように辛い過去を引きずっているからだ。スター・オブ・ベツレヘムの作用はアルコールと同じものだけど、アルコールよりもスター・オブ・ベツレヘムのほうがずっといいと思うよ。これをお父さんに飲ませてあげたいものだと言ってみる。この子の中にあるお父さんに情愛を向けたい気持ちを指摘してあげる。この子の場合、お母さんと良い関係を維持するためにはお父さんに情愛を向けてはいけない感じがあるなあ。

広瀬　この子には「オレの診断は何だ？」と詰め寄られるのです。

神田橋　あなたのような複雑な状況がある場合は、診断は難しいネ、とか。薬による診断というのがあって、治療してみてその効果を見て診断する。普通は診断があって薬だから、逆だけどね。

「俺は何なのなのか」って詰め寄ることは、「診断は何か？」ということがこの子にとってのテーマということ。

広瀬　「オレは精神病なのか」とも言われます。

神田橋　〝精神病〟という言葉はなかなか難しくて、本当は〝脳病〟というのが正しい。診断がテーマになるということは、トラウマのある人にいつも見られるような、自分史の連続性がないということ。
　それと同時に、いつもと違って広瀬さんが診断を迫られて圧倒されたということは、自分がこの世に生を受けたということは何だと了解すれば良いのかと、何のために自分は生きているのかということの象徴として診断が語られているとしたら、迫力があるよね。
　同じことが、在日韓国人であった。国籍は韓国だけど韓国語が喋れなくて苦しんでいる人がいたな。

広瀬　この子は「自分の生きている意味がない」とも言うんです。

神田橋　自分の生きている意味がないと思う人はいない。自分の生きている意味がないと主張しているだけ。それに対して、誰かが、生きている意味はあると言ってくれる。いや、そんなことはないと言い返して、その関係で支えられているの。

広瀬　治療者としてはどうすればよいのでしょう。

神田橋　「逆転移が対応を導く」という原則に添って対応を行うの。たとえば、今のそのあなたの話はどこにも病的なところはないと思う。病的なところを全然感じない。だからかえって病気よりも苦しいのではないか。ボクは健康な苦しみのほうが病気の苦しみより辛いと思っている、と言う。
　昔、大学にいるとき、しみじみ嬉しかったのは、統合失調症の人が、「病気が治ってくるとどんどん苦しみが増えてくる」と言われた時。「こんなに苦しいのなら病気が治らないほうがよかった」と言われたときは感激した。やはり、本物でない言葉は説得力がないよね。

（二〇〇六年七月二四日　鹿児島　伊敷病院にて）

（療育技法マニュアル第18集　小児療育相談センター）

〔二〇一八年追記〕

もともとの発表の時間順は第二部の「難治症例に潜む発達障害」の方が先ですが、ボクの考え方の全体像が語られている本論を第一部として登場させることにしました。

現時点では考えがかわった部分もありますが、当時のボクの足跡としてお許しください。

パーソナリティ障害から発達障害へ、発達障害からパーソナリティ障害へ
——発想の導火線（二〇一一）

（聴取・構成　石川元氏）

昨今の診断模様

「発達障害とパーソナリティ障害——新たなる邂逅」。邂逅とは出会い。発達障害とパーソナリティ障害とは、それぞれ概念の出自が異なる。棲み分けはできないので衝突という出会いである。衝突は診断の場で起きる。

ガンの診断を教えない時代があった。やがて、ガンを告知する時代になった。その背景には、治療法が揃ってきたこと、知る権利の浮上、情報公開という社会や政治の流れ、が挙げられる。その他には、当事者がガンという病に対峙していく姿勢が予後を改善するといったメンタルな要素の重視（psycho-oncology）も。こうして、ガンは告知されるようになった。

告知があまり問題にならない対象は、乳幼児と重症の認知症。認知症でも初期であれば告知する。乳幼児の場合も認知症の場合も家族には告知する。精神医学では、統合失調症はだいたい告知する。ただし、「統合失調と言われました」と語る紹介患者の多くは「一生薬を飲み続けないと『廃人』になります」と嘘の情報を同時に告げられている。どうして嘘の情報を流すのだろうか。統合失調症は成因論としても、治癒論としても、何も分かっていない。研究の途中で、脳が萎縮しているとか、何らかの物質が増えたとか、減ったとかいうような生物学所見が報告されても、成因論にも治癒論にも結びついてはいない。明確な根拠はなくても、経験を積めばある種の症状は薬物でコントロールできるし、対人情況の設定や生活の工夫によって、病状が悪化しないようにはできる。改善する可能性さえある。そういったことを添えて、統合失調症という概念を正しく説明するのが正しい告知である。今のところ統合失調症には糖尿病モデルが役立つ。告知の際のモデルとして使いやすい。

最近、紹介状をみると、四つぐらい診断名がついていることがある。発達障害、適応障害、ＰＴＳＤ、不安障害と並べられ、それぞれに割に良いとされている薬を、飲ませている。統合失調症の人が胃ガンになったのと同じで、それぞれの診断名の間での、どれがどれの付随症状というようなトータルな視点はない。双極性障害という診断をした場合、反復性のうつだとii型と診断し、躁が一回出たら、i型に変える。躁だけ出ていて、うつが出ないとi型になる。躁とうつとをそんなに差別するべきではないので、おかしな話だ。双極性のうつと単極性のうつと完全に分けることはできない。薬剤も、リチウムやバルブロサンやカルバマゼピンが効くことが多い。単一精神病論みたいになるけれども、移行型や中間型を設けたほうが治療現場では良策だ。

治療に繋がらない診断が横行している。「ＤＳＭを使えば裁判官でも診断がつけられる」という巻頭言が、精神神経学雑誌に出ていた。裁判官が精神科医による鑑定結果をＤＳＭに照らして却下したという皮肉な話。大学病院では、この種の機械的な診断が一途に指導されていて、うつの患者が来た時、「ご家族にこういう方はありませんか」との家族歴や、中学時代の既往歴を聴取する指導がなされていない。糖尿病では必ず訊かれるのに、家族因に重みがある双極性障害でなぜ同じことがされないのだろうか。「本質について思いをめぐらしてはならない」という倫理規定のようなものを感じる。既往歴も未聴取である。あるセミナーで「うつ」と報告するレポーター（大学在局医）に、家族歴聴取の有無を確認すると全くなされていなかった。双極性障害の波は、丁寧にきけば半分くらいは、きわめて高頻度に中学時代の、非行、登校拒否、僅かな食行動異常とか、軽い強迫とかいう形で初発している。そうした大学の新人医師研修は考えることの少ない方向へ精神科医を育てているように見える。

昨今の診断の付け方は、見かけ上の、本質を問わない方向に流れている。それに合わせて、治療（薬物療法）は表面化した症状のコントロールに過ぎないというキャンペーンに従って、症状と対応した形で薬が出される。やはり薬なのだから身体に向けて処方してほしい。

身体というのは、主として脳である。脳は一切不問に付し、表面化した症状でカテゴライズするということ、つまり断固として本質を無視する構えで、脳に薬を出すことと、論理の整合性を保てるのだろうか。ＤＳＭをそのまま使用することは治療を無視して診断することのように見える。

診断を投与するための指針

診断名を告知するのは医療行為である。診断名の含む概念、見方まで投与する。診断名を受け入れれば、ガンの場合は、ああ、いま自分はガンなんだと、それなりの心構えになり、生活態度とかが決まってくる。糖尿病と告げられれば、食事療法を提示されたとき、それについて考えが及ぶ。

しかし、何もできない赤ん坊に診断名を肺炎だと告げても、投与は無意味である。またある程度進んだ認知症の人に、認知症と知らせても同様である。無意味であるか、意味があるかは、告げられた人が、告げられたという体験と、告げられた情報とを、何か少しでも自身の利益になるように使えるかどうかである。

従来の「パーソナリティ障害」と「発達障害」ではどうなのだろう。まず、発達障害の告知を、今のところ、医療者はどうやっているのだろう。「発達障害でしょうか、ないでしょうか」と問われハイ・イイエだけで応えたら、「エイズでしょうか、エイズでないでしょうか」と同じレベルであり、医療者の良心もしくは倫理からいえばあまり感心したことではない。学習障害、書字障害という、もっと細分化された限局されたレベルであれば、障害の所在を教えられることで、自分は他のところは健全だけれど、ここの所がうまくいかないと当人に分かる。そう診断してもらえば、自分の中の何か変だなと思っていた部分が何なのか、ピンとくる。発達障害の告知が、当人の中に、「ああなるほど、そう思ってみれば、そういう視点を与えてもらえれば、これまでの体験上の困難が分かる」という方向に進む。「発達障害です」とだけ伝えた場合でも、「ですが、どこがどんなふうに発達が悪いのか、少し一緒に考えてみますか」と、チェックリストなどを渡し、「できるところ、できないところをチェックして、この次また持ってきてください」と補ってみる。発達の歪み、凸凹を、チェックリストでみていく方法はたくさん出ている。それを使って、当人や家族が感じている困難の種明かしというか、「ここが悪いから、こう広がっていくので、問題はここに収斂します」というような、より基本的なことを引っ張り出して示してあげる。そうすることで、自己理解が定まってきて、不得意な分野を避けるとか、得意な分野を伸ばすとかいうような、その人なりの裁量が出てくる。

一方、パーソナリティ障害の場合はどうであろうか。告知するかしないかは、極めてケースバイケースである。言っても仕方がない人には言わないとか。かえって落ち込んだりする人には思っていても言わないとか。例えば、執着性気質などは、いくらかでも、うつ病の再燃を抑えるようになるかなと思うから言ってあげるとか。告げたことによって起こってくる波紋を予測する、個々のケースに対する医療者の配慮がある。

パーソナリティ障害を伝えるか伝えないかについての指針はない。治療者の治療観とか治療技術によって定まるから、ルールがない。パーソナリティ障害をどう告知するか、どんなふうに伝えるか、という態度のところまで、まだデジタル化の波は到来していないし、将来を考えても、そこまでデジタル化の波、つまりこの程度になれば告知するとかしないとかは、定まりそうにない。きれいにグラデーションになっているから、どこかで切り分けることはできないだろう。

発達障害とパーソナリティ障害との出会い

発達障害概念とパーソナリティ障害概念とを出会わせる。現場では既に出会ってしまっているのだけれど、出会ってしまっているという事実に目を瞑るか、瞑らないか。それが特集「発達障害とパーソナリティ障害——新たなる邂逅」の眼目。現場では出会っているのに、みんなが目を瞑っているのではないか。頭が整理されていない状態だから、出会っているということを直視すれば、困惑する。しかし、ここには、希望がある。新たな見解が生まれてくるような困惑に違いない。この特集の眼目は、出会っているということを直視することで、精神医療、そして精神医学に、より良い未来が描けるかもしれないという提言だ。

パーソナリティ障害に対して嗜好、好悪のようなものが診断者の中にある。このタイプは好きではない、苦手だとか、つきあいにくいとか。こっちの方がつきあいやすいとか。強迫、自己不確実性、意志薄弱などを備えた人物を前にすると、本質としての好き嫌いがでてくる。一方、発達障害ではそういうことはない。難しい、手に負えないとか、してやれることがないから参ったとか、発達障害によってもたらされた結果に対する好き嫌いはあるのだろうが、障害そのものの好き嫌いは根源にはない。

発達障害については、脳機能がだんだん解明されるにつれて、まだ確定した証拠（エビデンス）が提示されていないにもかかわらず、脳機能と状態像との関連付けが、少しずつ明確になっていくという期待は濃くなりつつある。パーソナリティ障害については、そういう希望はない。エビデンスが明らかになっていくだろうとか、そうなったらいいのにと考える向きもない。それはなぜかと考えてみると、健康人と呼ばれたり自分を健康人だと思っているヒトにも、時に、自分とパーソナリティ障害との連続性が感じられるからである。パーソナリティ自体が多様で正規分布の裾野まで広がりがある。パーソナリティ障害は程度の差である。

極論すれば、発達障害はデジタルな概念といえる。どこかの神経での繋がりが少ないとか、シナプスのレベルがどうこうとか、細胞の数が少ないとか、すべて量の測定が可能なような概念。それに対して、パーソナリティ障害というのはきわめてアナログな概念だ。

科学が進歩していくということは、デジタル化の視点で眺められるようになるということ。数量化が導入される。ただしボクの考えでは、デジタル化への発展は精神科臨床の衰退に繋がる。そこのところは、パラドキシカルだ。

発達障害の概念がだんだん広がっていくと、これはデジタル志向なので、知性に頬被りをしない限り、パーソナリティの特徴にまで広がっていくことは必定だ。パーソナリティの特徴にまで及べば両者は出会ってしまう。そうすると、パーソナリティの問題を個性と置き換えれば、個性という本来アナログな問題の中にすべて発達のデジタルな視点が侵入してくる。そこからは、パーソナリティについて、みんながそう思いながらもあまり重視しなかった、性格特徴の親子類似とか、遺伝や遺伝子とかいったデジタルな概念に染まっていく。今までは文化伝承のような形でしか捉えていなかった、親子の類似性というものに、科学からの流れが注ぎ込まれる。

嗜好、個性とか呼ばれていたところへすっとデジタルな視点が入ってきてしまうと、個性という概念のもつ百花繚乱性は、今度は逆に発達障害の視点に逆流するというパラドックスが起こりはしないだろうか。それが、ボクが言って回っている「あなたもわたしも発達障害、みんなみんな発達障害」。そこではじめて、発達障害論と個性やパーソナリティ障害とが前向きに出会う。出会って、精神療法や生活指導のようなトレーニングと薬物療法とが出会える場も生じてきて、苦労は多いけれど、明るい未来が開けてくる。

環境との協応——脳はコンピュータではない

ボクの思考の中心は、『精神療法面接のコツ』（岩崎学術出版社）の巻頭に記した「生き物はみな己の資質と環境との間に調和をはかりながら生きている」にある。あちらがこちらに、こちらがあちらに侵入するという相互乗り入れの考えが入ってくると、生き物が外界との間に調和をはかっているというきわめて曖昧な言い方など、脳の資質と環境との関係が学習されてくることを表現するのに敷衍できる。外界というものは、非常に広い意味での、漠然とした言い方をすれば「文化」である。

外界に適応し、都合をつけるように内側にセットされているものがソフトウエア。コンピュータのソフトウエアは、外界文化と折り合っていけるように工夫して組まれている。ソフトウエアも、その内実は、デジタル。デジタル情報が外界で使えるよう、デジタルをアナログ世界に順応させる形で、組みあげたデジタル文化がソフトウエアなのだ。しかし、CPU（コンピュータなどにおいて中心となる処理装置として働く電子回路。中央処理装置）が変わると例えばWindowsもVistaや7になると、XPではもう使えないソフトウエアである。ということはハードウエアが改変されると従来のソフトが入らない、使えなくなることが起こりうる。発達に欠陥があり、情報処理用の神経系ネットワークを欠くと、教育とかのソフトウエアを組み込めないこともそれで説明がつく。

ところが、パソコンの場合と違って、脳は身体であるがゆえに、自己修復作用を有している。脳には外界に合わせてハードウエアが変わっていくところがある。それがなければ、脳梗塞に見舞われたイビツァ・オシムが歩けるようになったり、長嶋茂雄が喋るようになったりするはずはない。

同じようなことが、発達障害者の未発達の脳でも起きうるだろうし、「わたしもあなたも発達障害」ということから考えれば、老熟とか大器晩成とかの現象も理解できる。発達には一定のスピードがあるので、早くからハードウエアのセッティングができ上がっている、いわゆる「才子」は大成しない。

通常、人間は、自分に合うソフトを入れて処理していくことで事が済んでいるから、ハードウエアの改変というほどの画期的な学習は不要で、ソフトウエアを入れ替えるだけで事足りる。もっぱら既成のソフトウエアを入れて処理をしていくことで、機能はうまくいき、新たにソフトウエアを作る事態にすらなりにくい。発達障害のヒトが、自分の障害と外界との適応のためのハウツーがないとか、良いソフトウエアがない、という場合、発達障害の脳が成長するのを期待すれば良い。だが、成長の過程で自分の脳が発達していくことには、多大な苦労を伴い、少しずつしか進歩を見ない。自分の脳に向いた独自のソフトウエアを作る方が、外界と脳とをなんとか折り合いを付けていくためには、楽だろう。このことが、創造性の高い人が発達障害者の中から出てくることを説明する一つのメタファーだ。

（もともとハードウエアが違っていることで、合うソフトウエアがないから）新しいソフトウエアをこしらえていかざるをえない。発達障害の子どもが非常に奇妙な、しかし巧みなかけ算の仕方を発明したりする。自分にすでにあるものを使って、なんとか折り合いをつけて作るのだが、そこから新しいものが生まれてくる。しかしその努力の過程が、ハードウエアに対しても、成長を促進する方向でフィードバックをかけることになる。大成するためには運鈍根が必要であるという理由はそこだろう。「運」というのは天命による導きでもたらされる、非常に良い出会いや場、「鈍」というのは牛のように愚図ゆえに小才（ちょっと気のきいたことのできる知恵）がきかないこと、「根」という粘り強さは同一性保持みたいなものと考えられる。そうなると、発達障害でこだわりや凝り性があったら、まずは尊重してやらなければならない。スピードを負荷してはいけない。「運」としては、狭い適応しかないわけだから、それを探す手助けが、発達障害者への援助として一番良い。これを、教育全般に適用すればいい。

養生を処方するボクの日常

今朝、テレビを見ていたら、韓国で子どもに猛烈な教育をしている場面だった。女優の東ちづるが、「韓国の子どもはなんて目に活き活きしたところがないんだろう」とコメントしていた。大秀才というレベルでいろいろなことができる人たちには全然、生気がない。ボクが以前から気づいていることだが、学校がない国、バングラディシュとかの子どもたちは、活き活きしている。学校ができると「日本からの資金で学校ができた」「ありがとう」と口々に、子どもの嬉々とした場面が放映されるが、あの目の光は学校の実現によって、次第に失われていくのだろう。学習というものは、自分のスピードとは独自の経路であり、脳の食欲である好奇心とか物好きとかが駆動力になって行われていく。つまり学習意欲というのは大脳皮質を有する人間にとっては、最大の欲望だ。悪いこともみんな覚える。悪いことは、だいたいがクリエイティブであり、おりこうさんだと天才にはなれない。だからと言って道草を食うことが成功の秘訣と捉えて、あえて道草を食わせたところで事は始まらない。道草というものは、その脳にとってちょうど良い運にめぐまれていることであり、それが外側の価値観からすれば「道草」と呼ばれるだけのことである。内実は「道草を食う」のではなく、その脳の発育にとって正しい道を選んでいるのである。

最近はあまり推奨されていないようだが、段ボールハウスを学校で教室の中に作ることは、ほとんどの発達障害、特に感覚過敏のある子どもには効果がある。団地などでは、押し入れの下段を全部空けて、そこに蒲団を敷き、電気スタンドやら明かりを点け、そこに籠るようにして、それを居場所にさせればいい。自室があっても、まだ余分な空間があるから、他者が入ってくる可能性がある。押し入れだと一人で満員で、他者の参入を許容しない。それが良いのでみんなに勧めている。

学校に行けなかった山口県在住で小学生の女の子がいる。会ったことはない。その子を担当する心理臨床家に電話で指導している。押し入れに部屋を作ってもらうと、すぐにその子は押し入れの下段に「○○治療室、指圧を行います」と紙を貼った。凝っているつぼが指でわかり、指圧がうまい子どものようで、母親が指圧してもらうと、それはそれは気持ちがいいらしい。そこで、母親が「隣に肩こりのひどいおばさんがいるから治療してやったら喜ぶかも」と提案したところ、初めて外出するようになって、周囲を驚かせた。「治療室」から出て行って指圧をして、また押し入れに戻る。もう半年ぐらい前になるが、くだんの心理臨床家からファックスが届き、その子が学校に行ったということだった。「学校に行きたいな」と、家の中でランドセルを背負ってぐるぐる回っているのを見た隣のおばさんから「学校に行くんだね」と言われ、「行くんだ」と言われたからには、行かないわけにはいかないということだったらしい。保健室とかに居て、しばらくしたら帰ってきて、三日ぐらい続けて行ったら疲れてしまい、また押し入れの中に入っていた。ところがついに画期的なことが起こって、「もう押し入れはいらなくなった」わけである。だから、押し入れは必要な休息の場所、自分で選べるシェルターであって、いつまでも必要なわけではない。

昨日、福岡県から三十歳ぐらいの自閉傾向と幻覚妄想状態を合併したヒトが来た。この種の幻覚・妄想は海賊の劇か物語みたいな、メルヘンめいた感じがある。「押し入れも良いのではないか」と勧めると、自分の部屋はあっても押し入れはなく、ベッドだけだという。そこで、「アラビアの王女さんの天蓋みたいに、カーテンか蚊帳でベッドを覆うのはどう」と提案すると、すごく気に入って、早速材料を買いに行った。同じような目的でサングラスをかけさせたりもする。いま一人困っているのは、耳が過敏なのでキャンセリング・イヤホンを勧めたのだが、触覚過敏もあって、いろいろなものが肌に着くのが、耐えられないケース。置いて音を消すような装置はないものか思案しているところである。

ミラーニューロンに問題を抱えた有名人

人間では脳神経での伝達のスピードに限界がある。そんなに速くはならない。そこで、限られた伝達スピードのまま、可能な限り少ない電流、つまり刺激伝播でも察知できるようになれば、超能力並の診断が発揮できるのではないかと。非常に便利なので、いま実際に使っているのは保冷剤。冷え性かどうかの診断に一間、つまり四メートルくらいの所から保冷剤を見せる。それだけで、冷え性だと不快感を感じる。漢方の人参や生姜で冷え性が治るにつれて、不快感を感じる距離はだんだん短くなってきて、冷え性の度合は数量化できる。遠くの温度が分かる原理はともかくとして、良くなるにつれて、距離が縮まってくる。付き添いもなぜ冷たいと感じるのだろうと不思議がっている。冷え性のヒトは、鋭く感じるのではなく、僅かに流れている脳内の電流の差で赤外線量の違いを感じているのではないかな。

冷え性の例を起点にして、夕べ蒲団の中で閃いたのは、イチローの打撃のこと。ボクは発達障害では、ミラーニューロンの発達が悪いのだろうと思っている。ミラーニューロンの局在はまだあまり特定されていないが、一つはブローカ中枢の下のところが関係しているようだ。あと二つは、頭頂葉の奥の方であるらしい。ボクはある時期から三つとも直観像で視認できるようになった。発達障害の人たちのミラーニューロンはいつも過労している。過労だから、気功で癒すと消える。しかし生活していると、予測するとか、相手の動きを理解するという作業があるから、またすぐに症状が出てくる。それが見えればすぐに分かるので、発達障害を診断するのに一秒もかからない。紹介患者であれば、それから先の障害は、ボクには分からないから、発達障害支援センターを教えることにしている。

テレビ映像を通して、イチローは典型的な発達障害だと推測した。イチローの打撃が、凡愚とかけ離れた正確さで球に対して瞬時に反応しているとはとうてい思えない。そうではなくて、きっと、ピッチャーが球を投げるフォームとか、ピッチャーの手のうちにある球で、飛来した時の球の状態が予想できる的中率が高いということなんだと考えた。

発達障害に役立つことの普遍性

運鈍根の問題、段ボールハウスの効用、ミラーニューロンのあり方は、どんどん薄めていけば、誰にでも縁のあることだ。ただ発達障害の程度が大きくなると、その特異性が際立ってくるにすぎない。

運鈍根には、人には結局、出会いがあり、その人なりの成長の道筋があって、人生で辿った道のりは、どれも無駄がないということに繋がる。このことは、ソフトウエアの開発や、ハードウエアのリハビリテーションに役立って、療育として機能する。

段ボールハウスには、独りでいる時間の大切さ、つまり脳が適応しなければならない外側からの刺激の多様性を減らして、単なる休息に留まらず、脳がしたいようにさせてやることに繋がる。

外界の要請があると、それに調和するようにセットされた、既成の、当人の中に蓄えられているソフトウエアが起動する。そうすると、他のソフトウエアの侵入は妨げられる。精神分析で寝椅子に横になって連想するとき、治療者はあまりしゃべらない。そうすると、やはり一人で連想することの治療効果のほうが大きいのではないか。洞察も自ら生まれる洞察の方が意義深い。束縛されずに自由にという意味では、カントや西田幾多郎の散歩や逍遥とかも、自由連想と同質である。

ソフトウエアを入れ替えたりソフトウエア間の情報交換を起きやすくするために、即時処理をしなければならない問題や緊急事態のできるだけ排除されている時間を作る、ということが自由連想ではないだろうか。そういう意味では、ブレーンストーミング（アレックス・F・オズボーンによって考案された会議方式のひとつ。集団発想法、課題抽出）と自由連想とは同じだろう。

自由連想によって、いちおう別々のものと設定されていたものが、融合したり凝着したりする。それはハードウエアでいえば、いろいろなシナプス結合が新しく作成されることのメタファーでもある。そこから、脳というものが常に発達を求めて模索している活動に対して、いまその脳はどこを発達させようと模索しているかを想像して、それを援助する治療というものが準備できるのではなかろうか。

更に連想を拡げれば、症状こそは最大の芸術作品になりうる。治っていこうとする生体の方向性が、歪んだ形かもしれないけれども、症状の中に現れている。

システム論家族療法に「症状を処方する」(たとえば、家庭内暴力をふるう子どもに、居間で何曜日の何時何分に何キログラムの力で家族の似顔絵を描いたサンドバッグを思い切り殴るという課題を与え、それが指示通り厳密に遂行されなかった場合は罰則を設けておく)というのがある。ただ症状を処方するというだけでは、治療者の技術が介在しないから、つまらない。症状の中から自然治癒のたくさん関与している部分を抽出して、症状をどうつまみ食いするかを示唆するものであるべきだ。つまみ食いの方法としては、たとえば、なにかをぶち壊すような症状であれば、あなたにはひょっとしたら運動系の素質があるかもしれないとか、あなたの中で伸びる力を抑えている現状を打破するメッセージが含まれているかもしれないとか。そういう意味付けをすることによって、症状代理物を処方するということがあると思う。運動系で何か打破する向きには、サンドバッグは使えるだろう。そうでなくて、破壊された結果が大事だということであれば、新聞紙破りも有効だ。しかし、もう一歩上をいって、症状から意味を読み取り、その意味をいちおう純粋化された形、カリカチュアのごときものにして処方する方向に進化させるのが望ましい。

症状と文化

日本では、「みんながギリシャ語を喋りまくったりする」という症状はないわけで、症状の中には学習された文化が侵入している。われわれが扱っている病気の場合は、脳のシナプスの回復、脳の可塑性のところに全部が帰着するということから考えると、まずはそのヒトの過去を振り返ってみて、文化の侵入によって色付けされている部分の色を褪せさせるようにする。文化の組み替えが必要なものは、病気ではなくて、「みんな悩んで大きくなった」、「若い時には苦労をするものだ」の類で、ソフトウエアの書き換え、バリエーションの増設、グレードアップというレベルのものであり、これは治療によってではなく、文学作品を読んだりして、当人でもできることである。われわれが介入するという場合、シナプス結合を減らしていこうとする治療活動はおそらくそこにはあるまい。つまり、シナプス結合を新たに増やしていこうとする形を探索ののち、それを処方する。減らしていくように見えても、抑制系を増やしていこうとしているに過ぎない。段ボールハウスもそうだと考えられる。

われわれはこころの内に抑制系というものを有しているから、段ボールハウスを使わなくても、騒音の中で自分の聞きたい音を聞ける。選択は、抑制系の役割であろう。抑制系を取り入れるという前向きな活動なのにそれに逆らい、ここで、抑制系を育てようとする外側からの要請は、強制することになるので慎むべきだ。こころの内側で行われている営みは、それが育つような状況を設定してあげるべきだ。スパルタ教育のごとき抑制系の強化は、行動の抑制という興奮系の一種だから、乱暴な人物の形成に繋がる。おとなしく見え、突如として暴発するようなパーソナリティをこしらえる。

薬物は文化ではない。抑制系と興奮系の作用を有するが、良い使い方が絶対にあるはずである。脳がほどよく必要とする抑制系の量があるだろうと。今、ボクがいつもコミュニケーションしている、くじらホスピタルの三好輝君という医師は、超微量リチウム療法をやっている。〇・〇一mg（リチウム：躁状態に処方することの多い金属製剤、成人では通常一日四〇〇～六〇〇mgより開始し、一日二～三回に分割経口服用。以後三日～一週間毎に、一日通常一、二〇〇mgまで漸増）を水に溶かして、それで発達障害の興奮や幻覚をコントロールしようとしている。それがちょうど必要な量なのだ。そうすると八木剛平先生（患者のレジリアンスを重視する姿勢の、高名な精神科医で薬物療法専門家）が言っている、今の抗精神病薬の使い方は、多剤併用や漸増が推奨され、みんな超大量療法なんだと。レジリアンス（疾病に対する柔軟な抵抗力）が、最も自在に活動できるような、脳環境設定としての薬物療法というのがあるはずだ。それをなんとか行いたいが、指標がないとできない。ボクの場合はオーリングが教えてくれる「脳の好み」でやっている。

プラセボ（偽薬。乳糖など薬理上の作用のない成分を投与することで暗示効果を狙う）を考えてみると、プラセボ反応と段ボールハウスとは同じ効果があるかもしれない。プラセボというのは、模索作業をしばらく減らして、その薬を飲むということに、丸投げではないけれど、一部分投げていることでの効果である。脳の問題を考えるのが難しいのは刺激を完全に遮断しても、内発刺激というものが存在すること。健康な人は特にこの内発刺激系が非常に優位である。

文化の有する害毒と、連想を豊富にする前向きな捉え方

人間の精神の問題を考えるのに、脳のことを排除する、つまり、動物モデルを想定しないという形の極端な治療者は、生まれ持っている特性ではない学習された文化に、いろいろなものが賦活されている、狂信状態で脳が支配されている。こうした文化の偏重について、ボクは、「心は病まない。そのかわり心は自然治癒力もない。心はただ自在に動き回る」と以前に書いた。心の自在性に限界を与えるのは脳による制御であることも知っておいてほしい。

時代精神を反映した部分もあると思われるが、パーソナリティ障害では「ない」ということに、発達障害は「あ

る」ということに注目する傾向がある。その一環として、発達障害者は抑制系が弱いせいかもしれないけれど、皆たいそう優れたところもあるように見える。（種々雑多な情報がインプットされると臨機応変に取捨選択できなくなる）スルーできない脳というのも大変だけれど、「保健所に殺されたイヌの仇討ち」(注)にプラス面があるとすれば、自分のイヌが殺されたのが中学時代で、それから四十代後半の犯行に至るまで厚生省の行政が悪い、いつか恨みを晴らしてやると思い続けた持続性は優れていると言えば優れている。そういった恐ろしい人物は別にして、ノーベル賞の受賞者には発達障害者が多いし、また、発達障害のヒトのかなりの割合にみられる「裏表がない」ことは評価できる。裏表がないので、すっきりしている。

重要なことは、良いように良いように解釈していると、アイデアが湧くことだ。「良いように」とは、症状を診ていて、それが一生懸命脳が発達して前進しようとしている姿だと解釈する固定観念を持つようにすることである。ADHDの三分の二くらいは、トイザらス（全国チェーンの玩具店）で畳半畳ぐらいの小型のトランポリンを家族に買ってもらうと喜ぶ。落ち着かないというのは、貧乏揺すりの巨大版で、トランポリンに興じれば脳が少しは良い方に向くのではないか。「cannot」という感じはできるだけ少なくて、「can」が多いよう日々を送らせるようにするのが秘訣。

敏感で食べ物の好き嫌いが多い子どもには、たとえば、一昨日の冷やご飯と昨日の冷やご飯とを出して、どっちが古いか当てさせ、正解だったら「すごいすごい」と悦ばせる。

（注）二〇〇八年十一月、後に死刑となった五十二歳の小泉毅が埼玉と東京で元厚生事務次官宅を相次いで襲撃し、計三人を刃物で殺傷した事件。すぐに自首し、「子どもの頃、保健所で誤って殺処分にされた愛犬チロの仇討ちをした」と犯行動機を告白、裁判では「私が殺したのは人間ではなく、マモノだ」と無罪を主張。

感覚を摩耗させてしまう最大の文化は文字である。過去の自閉症研究に、文字を覚えた途端、絵が下手になるという報告があった。文字を覚える前には、絵は写実であるが、文字を覚えたあとは概念になる。芸術になるには文字文化からの、発展性をもった退行が必要だ、つまり文字以前に戻ろうとする動きが芸術なのである。完全に戻るわけではなく、文字を持ちつつも文字のなかった世界に戻る。

最近、かなり確信をもつに至ったことは、文字を覚える少し前、あるいは文字を覚えたての頃に見た風景、というのが、一番癒しになるということ。これは、発達障害者に限らずすべての人に言える。文字を覚えて概念が身に付くと、もう、まともに外界を見ていない。概念というフィルターを通してしか捉えていない。ナマの外界が網膜に映ることがなくなる。だから、どんな病気の人にでも、いつも一歳から二歳にかけてどこに暮らしていたか、住んでいた所の情景を、海や山や川、街中でだったら雑踏や、市場や、百貨店とか、想起させると、まずたいてい良い方向にいく。記憶がなくても落ち着くものは落ち着く。文化からの束の間の離脱体験なのだろう。ほとんどの精神障害は、文明の中で文明からの害を受けているのだから。

（現代のエスプリ　五二七巻）

〔二〇一八年追記〕

永年の友人石川元先生（香川大学医学部名誉教授）の質問に導かれる形の対談を先生が纏めてくださったものです。ボクのあれこれ語り散らしたものをこのように整理してくださったのです。さらに本書への収録に当り入念な推敲・加筆をくださり、〔石川メモ〕も寄せてくださいました。「師匠」とは面映ゆい限りですが老齢へのご褒美とお受けします。積年の友情に感謝いたします。

これも第二部よりも新しいものですが、全体の考えを語っているので第一部としました。

〔石川メモ〕

八月中旬、書肆から収録したい旨の連絡があった。七年前、このテーマで雑誌の特集を編集することになったが、まだ目新しい着眼点であり、優れた論客は皆無に近い。そこで、師匠のご見解をインタビューしたいと、休日、ご自宅に押しかけた。その記録である。

師匠の著作集、その一部に編者として参加できることは光栄かつ喜悦なことだ。ところが、ことは複雑だ。たまたま八月初に「パーソナリティ障害と発達障害」という全く同じテーマで講演の依頼を受けていたため、この記事を参考にしたばかりであったが、七年ぶりに読み返して見ると、何箇所も意味の通らない部分があることに大きなショックを受けた。

インタビューそのものの起こしであればそのようなことはない。ところが膨大な量のインタビューを月間雑誌の締め切りまでに紙幅に収める過程で、こちらの質問まで含めた口伝の形にするというユニークな構成にしたため、無理が生じたと思われた。しかも、師匠のお言葉は「勿体無い」とばかり、枝葉の部分も可能な限り拾い集め、一層、文脈が摑みにくくなっていた。偏《ひとえ》に編者の責任である。

折しも、次男に通訳を頼んで、アスペルガーの生家や存命する同僚と繋がりをつけるための、ウィーンへの取材旅行を控えた時期であった。一週間程度の空白なので、編集者に了解いただき、九月上旬まで校正を待ってもらうよう連絡した。暑気と疲労のため、その夜は（当直でもないのに）職場の自室で寝た。

明け方、四時頃、目が覚めた。ほとんど見たことがない師匠の夢を見た。

温泉を併設した施設で集会が行われている。師匠の講演らしい。集会が終わると師匠も出てこられ、懇親会に出席するよう勧められた。ところが自分は女性（思いあたる実在人物は居ない）を送り届けなればならない。「後から行きます」と伝えた。会場に戻ると、参加者がグループに分かれて懇親会は始まっている。各テーブルにはそれぞれ異なった焼酎の銘柄を印刷した幟《のぼり》が立ててある。ここは鹿児島かと思った。探すが、師匠は奈辺にも居られない。

ここで夢が覚めた。その瞬間、思い付いた。「ああ、自分と先生は似ている。開業医らしくない開業医の息子として生まれた。そして、頼り甲斐のある二人の息子に恵まれている」と。

夢の解釈はしない。文末で師匠が、「初期のスーパーバイジー」なのに「永年の友人」と、自分を紹介してくださっていることへの反応かもしれない。

帰国は台風で関西空港に着陸できないため遅れた。思わぬ時間の余裕ができ、大幅な構成に取り掛かった。削除は一切せず、つじつまの合わないところを相当、根を詰め、書き改めた。二十代の終わりにスーパービジョンを受けたときの新鮮な気持ちで、師匠のご意図はこうなんだろうと、作業を進めた。まさに「自問自答」。内なる師匠との、現段階での対話である。最後に、身近な幾人かに見せて、多くの読者が理解できるレベルに到達させた。

その結果、師匠について、改めて、自分なりに理解できたことがある。昔から、好奇心（自我の余裕）が人一倍旺盛な師匠の、最新脳科学知見についての書物を読み漁る、その量と質は誰とも比肩できない。また、オーリングへの自己同化に見られるように、意識に上《のぼ》らない、直感の彼方を見通さんとする、試行錯誤には余念がない。前者を「理解力」、後者を「神通力」とすると、見掛けがまさに正反対な両者を結ぶのは、師匠の「臨床力」、すなわち職人気質だ。

それらが年々、三位一体に近付いている。「職人」の卑近な例、和食の料理人に喩えれば、脳科学・理解力は包丁、臨床力は味覚・食感、神通力は舞台だ。

いつまでも、お元気であられんことを。

第二部　発達障害の診断と治療

難治症例に潜む発達障害（二〇〇九）

神庭　九大精神科の神庭でございます。皆さま、お忙しい中お集まりいただきまして、ありがとうございます。皆さん、今日のご講演を大変楽しみにされていることと存じます。皆さまの前で神田橋先生をご紹介する必要もなかろうと思いますが、恒例ですので、本当に簡単に、先生のご紹介をさせていただきます。

ご存じのとおり、先生は日本の精神科の臨床家として、大変稀有な存在でいらっしゃいます。私たちが日常の臨床の中で、見ていても見られずにいるものをわかりやすく見させてくれる。難しい数学の問題を解いていて、解けなくて悩んでいるときに、「こうやって解いたらいいんだよ」と教えてくれる、あるいは「こんなふうに補助線を引いたらわかりやすいんじゃないか」と教えてくれる、そんな学生時代にいた、ものすごくひらめきのある友人を思い出すような、そういった才能がおありの先生だと常々感じております。

最近、先生は三つの領域に関心を持っていらっしゃると聞いております。一つは双極性障害、もう一つはＰＴＳＤ、そして今日お話しいただく学習障害を含む発達障害、この三つの領域だそうです。

双極性障害に関しましてはもう数年前になりますけれど、福岡精神医学研究会でお話しいただきまして、それは

『臨床精神医学』に講演録が収載されております。そしてPTSDに関しましては、北大の教室で先生をお招きしたときの講演録が、やはり『臨床精神医学』に収載されております。そして今日はその三番目の、昨今、先生が取り組んで、考えてこられた発達障害の問題の講演をいただくわけです。これも『臨床精神医学』に講演録をぜひ残させていただきたいと思っております。

先生のご講演のあと、盛んなご討議をいただきたいと思っております。その討議も含めて、講演録としてぜひ残して、全国の精神科の先生方に読んでいただきたいと考えております。長々とご紹介する必要もないと思いますので、早速、先生のお話を伺いたいと思います。どうぞよろしくお願いいたします。

神田橋　ありがとうございます。ある程度、知見がまとまりましたので、神庭先生に頼んで、どこかで話したいと言いましたら、甘えを聞き届けてくださいまして、ここでお話しすることになりました。

まず目次を話します。それぞれ一〇分ずつ話します。第一は僕が発達障害について、取り組むようになった経緯。これは雑多な知識をつなぎ合わせたものです。臨床は複雑系ですから、研究の結果から直接に治療が導き出されることはほとんどありません。ですが種々の研究で示されている知見は臨床家の思いつきを刺激する力があります。ですから、刺激されてきた過程をちょっとお話しします。

次に発達障害について、僕なりに確かだと思っていることをお話しします。まず発達障害を疑うこと。次に発達障害の診断。それから発達障害の治療、そして訓練。そして講演のどこかで発達障害の人に、あるいはそうでない普通の人にも役に立つ脳の気功法を教えます。皆さんの脳がくたびれた頃にします。実演してもらいますので、楽しみにしていてください。

その前に、ここに岩波書店の『科学』という雑誌があります。これに僕の友人の黒田洋一郎さんが「発達障害の子どもの脳の違いとその原因」という論文を書いています。これは「科学新聞」の第一面にも取り上げられました、実にすばらしい論述です。臨床家は、まあこれだけを読んでおけば、おおよそを概観できる内容です。

黒田洋一郎さんは神経発達の研究家で、僕とは二十年を超える長いつき合いです。今はもう長老です。この論文は非常によく書いてありまして、一行ごとに役に立つことが書いてある濃い内容です。お薦めします。僕の話も彼の論述と辻褄が合うようになっています。

ではまず沿革をお話しします。

今から十五年ぐらい前に、東京で児童精神医学をやっている人から、こういう話を聞きました。最近、幼稚園で、受け持ちの先生が髪型を変えたら、見分け、識別ができない子どもがいる。先生がメガネをはずしたら、同じ先生だとわからない子どもがいる。そんなことが心理的に起こるわけはないので、いよいよ出たかと僕は思いました。僕は長年、地球環境の悪化によって生物が害をこうむるときには、最新に進化したものが滅びるから、まず人類が滅びるだろう、人類が滅びる場合には、人類の能力中で最も進化した部分である脳からやられるはずだと思っていました。そうでなければ素敵じゃない。辻棲が合うと素敵でしょ？　そう思っていましたので、やあ、いよいよ出てきたかと思いました。これは増えるぞと。それから十五年経って、猛烈に増えています。

驚いたのは、「殺す感じがよくわからない。だからちょっと殺してみた」という青年が出たことです。昔はそんな人、いませんでしたでしょ？　「殺してみるとはどういうことなのかわからない。だから殺してみよう」と考えて、「殺してみたいけど、若い人を殺したら未来があるからかわいそうだ。身寄りのない老婆だったらいいんじゃなかろうか」と、彼なりに考えて、老婆を殺した。「この人は家族もいないようだし、先も短いようだから、この人なら自分が殺すという実感を得るための役に立ってもらってもいいだろう」と殺して、何かわかったんでしょうかね。そういう事件がありました。

それからもう一つ。数年前に『心からのごめんなさいへ』という本を、ある人から紹介されて読みました。これは宇治少年院の人たちが、犯罪を犯した非行少年たちを見ているとアスペルガー障害とかＡＤ／ＨＤとかそういう人たちに似ている。テストをしてみるとそうとは言えないけれど、何か似ている。その子どもたちを観察していると、例えば、並んで行進させると、自分だけスピードが速いので前の人にぶつかったり、自分だけ遅いので後ろの人がぶつかったりするんです。また、縄跳びができない。「まわれ右」ができない。そういう子どもたちに一所懸命、「まわれ右」とか、「休め」とか、腕を伸ばして距離を整えるとか、そういう訓練をして、それから大縄跳び、人が回すリズムの中に飛び込んで跳ぶ、そういうのをやらせる。だんだんうまくいくようになると、精神的にもよくなるんです。

その少年院を出た子どもたちが更正して、「宇治少年院に入れてもらってよかった。ほんとに、私の人生が救われた」と言っている、そのルポもその本に載っています。極めて感激的な本です。お読みくださるといいと思います。

あの訓練で何が起こっているのだろうかと考えていて、気がつきました、情報収集機構としての脳を考えると、運動系と、感覚系と言語系は、運動系が終末として関与しているところを除けば、情報の脳内プロセッシングは、完全に分業されてやっているわけはないから、基本的な部分は同じところで行っているはずです。その部分がトレーニングされて、シナプスが増えてくるとか、バイパスができてくるとか、そういう発達が起これば、他の関連機能もよくなるのだろうと思いました。

その本の中にこういうことが書いてあるんです。彼らは、自分がぶん殴られて痛かった、それはわかっている。だけど自分が相手をぶん殴って、相手が痛いということは全然わからなかった。それが訓練をしてもらって、「ああ、自分が痛いのと同じように、自分がぶん殴れば、相手も同じように痛いし、苦しい、つらい思いになるんだなあ」ということが初めてわかった。そこから「心からのごめんなさいへ」という本の表題が出ているんです。「そんなバカな、自分が殴られているんだし、相手を殴ったら同じこっちゃがね。おかしいなあ」と思って考えてみたら、自分が殴られて、ここに相手の拳骨が当たって、自分が痛いと感覚するその情報処理過程と、こっちが手を出して、相手に当たって、相手が痛かろうと想像する、その情報処理過程とが重なる部分はほとんどないんです。ミラーニューロンという話がありますが、そんなものが備わっていないコンピュータを考えれば、二つの情報処理過程は全然別のことなんです。われわれは不思議なことに二つを重ね合わすことができるから、「自分にされたことを相手に同じようにしたら、相手も同じようになるってことが、あんた、そんなこともわからんかね」と言うけれども、そのレベルが未発達な子どもたちがいるんだなあと考えました。

それからもう一つ。僕がいろいろ治療しても全然よくならなかった双極性障害の人を、沖縄の後藤先生というAD／HDを専門にやっている方に診てもらいましたら、この人はAD／HDだということでした。その先生が言われるには「AD／HDを持っている人は高頻度に双極性障害を発症する」ということです。それで後藤先生は一所懸命にSSTのような訓練や指導をしながら治療をして、効果をあげておられます。

僕は双極性障害は絶対に遺伝だと思いますから、遺伝とどういう関係があるのか、おかしいなあと考えました。そして「なんだか、よくわからない」というような情報処理の統合ができない精神状態は、耐えざる不適応、間断なき不適応の生活をずうっと送っているはずですから、「人が説明してくれてもわからない」とか、そういう不適応の状態が慢性に続くことになって、それによって遺伝子が発火する、発現するということになるのだろうと、だとするといろんな病気が、発達障害が基盤にあると発症しやすいし、治りにくい、ということになるのではないか、というところまで考えたの。これは論理でも何でもない、ただ思いつき、それから先が臨床です。

僕は人の脳を見ますと、どこが苦しんでいるかがだいたいわかりますので、わかりますと言ってもオカルトみたいな話ですから、これは皆さん、聞き流してもらっていいです。じーっと見ましたら、小脳に邪気がある。「邪気」って僕は言うんですが、苦しい様子があるんです。

あ、そうそう、久留米で精神神経学会総会がありましたときに、発達障害のセミナーがありまして、それに四千円払って出ましたら、その先生たちが非常に控えめに、「ボーダーラインとか、パーソナリティ・ディスオーダーとか、犯罪を犯した少年とかのライフ・ヒストリーを丁寧に見ていると、その中にＡＤ／ＨＤとか、発達障害だった子どもがずいぶんいる」とおっしゃっていました。「私たちは、決して全員そうだとは申しません」ということを三回も言っておられました。三回も言うときは「そう思っている」ということですからね（笑）。ああ、そうなんだなあと思いました。

邪気に戻りますと、小脳に邪気があるんですね。これは小脳が何か関係があるんだろう、それは、宇治少年院の運動系の不器用ということとつながるんじゃないかと、そこまで考えて、ちょうど医学部の講義で年一回九大に来たときに、神庭先生にその話をしたら、「小脳が運動系だけではなくて、あらゆる学習に大きく関与している最近の知見で、論文がどんどん出てますよ」って、雑誌をくださいました。

それを見たら、僕は知識がないんですが、小脳は解剖学的構造が脳の中でいちばんきれいなんですね。形が整っているんです。そこでまたひらめきまして、構造がきれいなのはファイリングとか、図書館の戸棚とか、物を貯蔵するのに最適だろうと思いました。乱暴なひらめきですね。それで、小脳にいろいろな学習成果が貯蔵されるのだろうと思いました。

学習成果とは一つの公式、プロセッシングの過程が一つのパターンになって、ある程度完成したら、小脳に保管されて、次に新しい外界状況に直面すると、そこから一番使えそうなパターンが引っ張り出されて、そして改善されて、また小脳に保管される。

そのときにコンピュータのワードの上書き保存の形ではなくて、別保存になるのだろうと思います。そうでなければ、退行という現象のときに、あるいは認知症で、幼いときに覚えた、あるいは昔覚えたパターンがそのまま出てくるという現象が説明できませんから。次々に新しく改変され、改良されたものはその上に積み重なって保存されていくのだろうと思います。そうすると、僕は精神分析をやっていましたので、防衛というのは結局のところ、学習された状況処理パターンですから、それがそこにずっと積み重なっていく、と考えました。

それでじーっと脳を見てみますと、小脳と前頭葉の両方に邪気が出ている人がいます。「これはいい」と思いました。黒田君がこんなことを話されたの。人間の脳は大きいので、皮質と皮質をつなぐ軸索が非常に長くなる、何センチにもなる。そうすると何センチにもなる軸索が伸びていって、うまいこと正しいところにピタッとくっつくというのは、脳の発達学者たちからすればほとんど奇跡に近いんだそうです。「何かあれば、必ずそこが障害されるに決まっている」というのが、脳の発達を研究している人たちの常識になっているという話でした。だんだん話が変になりますが、前頭連合野と小脳はいちばん距離が遠いですよね。だからここがいちばん障害されるのではなかろうか、パターンの改良をしているのが前頭連合野なのだと考えると楽しいなあと思ったりしましたが、ま、それはどうでもいいです。

小脳に邪気がある、結局、たくさんの治らない患者さんたちが皆そうなんです。治らないからそうなっているのかも知れませんし、未熟な小脳部分を持っているから、治らないのかも知れない。いずれにしてもそこに邪気があるから、それがよくなったら何かいいことがあるだろうと思いまして、それを治療することにしました。

だけど「邪気が見える」と言っても、皆さんには見えないからしょうがないので、なかなか治らない患者さんたちの中から、発達の障害があるのではないかと疑ってほしい患者さんの特徴についてお話しします。ここからはちゃんとした話です。今までのは、まあ与太話です。

まず、なかなか治らない。いろんな症状が、こうあったりああったりして、二、三年ずうっと診ていて、よかったり悪かったりするけれども、結局、同じ範囲内を動いているだけだという、その特徴が一つ。

診断名はいろいろ、ありとあらゆるものがあり得ます。だけど、ともかく治らん。しかも、いい加減治らないからもう諦めて、慢性化して、静かに諦めてくれればいいのに、なかなか諦めないんです。諦めない。何とか治ろうと、いろんなことをします。あっちの病院に行ってみたり、こっちの病院に行ってみたり、文句を言ってみたりして、だんだんお医者さんがその患者さんを好かんようになります。一所懸命にやってもやっても効果が上がりませんから。それで、そんなときにお医者さんはどうするかと言うと、「ボーダーライン」という診断名をつけます。ですから、だいたい二年ぐらい経って、「人格障害」とか、「ボーダーライン」とか、「特殊な型の統合失調症」とかの診断名がつけられた人がそれに当たります。「しっかり治りたい」と治療意欲があるということが一つ。

それから「わからない」という言葉が、その人の訴えの中に出てくると、発達障害が疑われます。生体が受け取る情報は五感のいろいろなところを通って来ます。それをどこかで統合するわけですから、統合ができないので、「何だかわからない」という気分が生じます。例えば、刺せば血が出て、人は死んで、というようなことは全部わかるわけです。だけど殺すという瞬間に、そういうことがいろいろと合わさって、ある一つの感興が生じるということがピンと来ない、何か納得できないということがあるわけです。そういう「わからない」気分がつきまとっている、という特徴が一つ。

「わからない」というのはインプットの段階での混乱です。アウトプットの段階でのキーワードは「不器用」です、不器用。「わからないでしょ？　あなた、わからんこと、いろいろあるでしょ？」と問うと傷つきますけれど、「あなた、不器用だと思う？」と問うと、不器用というのはなんとなく愛嬌があるような感じで、「ええ、不器用なんです」「どんなところが不器用ね？」と聞くとよろしいです。

不器用で、いちばん多いのは、お手玉ができません。つまり動いているものを目で見る、これは視覚です。それに自分の体の動きを合わせないといけないから、これはまったく別の機能です。これがなかなかできません。それを言っていたら、ある発達障害の人が「私が小さいときから絶対にできないのは、赤と白の旗を持って、『赤上げて、白上げないで、赤下げない』とかいう、あれをされると頭がぼうっとなって、フリーズする」と教えてくれました。だからこれは診断に使えます。使えますけれど、かわいそうですよね。

だからこれを覚えてください。通常の面接ではこれが一番いいです。「小さいときから玉子焼きが大好きな子どもがありました。お母さんが久しぶりにその子のために玉子焼きを作りました。上手にできたし子どもが美味しそうに食べているので、お母さんはうれしくなって、『久しぶりで、美味しいでしょう？』と話しかけました。すると突然、子どもがお母さんを殴りつけました。この子の気持ちが分かる？」と聞いてください。

発達障害を持つ患者さんの三分の一はわかると言います。残りの三分の二の患者さんも説明するとわかります。同じ体験をしていると言います。会場の皆さんは、どなたも、おわかりにならないと思います。答えは「せっかく美味しく食べていたのに、お母さんが話しかけたから味がわからなくなった」です。お母さんが邪魔したわけです。何か別のテーマだったら無視できるのですが、同じ玉子焼きの味がテーマなので侵入を防げず、混乱が生じたのです。この質問でおおよその見当がつきます。

では確定診断はどうするか、これがまた、皆さんは好かんかも知れませんがOリングテストをやるんです。Oリングテストは、悪いものに片方の手で触れて、もう一方の手でOリングを作って、引っ張ってもらうと、簡単に開く。薬なんかもこれで選ぶことができます。これを使うんです。これだけは覚えてもらわないとしようがないです。

はじめにOリングをして、その力を見ておく。そして患者さんの片手を後頭部の小脳の位置に当てて、もう一方の手でOリングを作って引っ張ってみると楽に開きます。つまり小脳に邪気があるわけです。小脳から手を離すと、ちゃんと締まります。患者さんはビックリしますが、「あなたの小脳に邪気があるのよ」と言うと納得します。

自閉症の子どもは、ほぼ百パーセント、小脳に邪気があります。でも自閉症の子に「こうやってごらん」と言ってもしてくれないから、お母さんとか家族にさせたらよろしいです。お母さんの手を自閉症の子の小脳に当てると、楽々開く。これはもうたいへんな違いです。前頭葉に異常がある人は前頭葉でも同じです。

高機能自閉症とか自閉症スペクトラムとか何かいろいろありますが、黒田君の話では今の発達障害の学問が遅れたのは、いっぱい分類したからで、これとこれが何とかとか、これとこれが重なっている場合はこっちのほうをとるとか、もう実にくだらんことで、全部脳にシナプスの発育障害があるというだけのことです。どこがどのくらい障害されているかでいろいろ表現形が変わってくるだけで、しかもそれと一般の人との間にはきれいな連続性があると言っています。そりゃ、そうですよね。軸索が一本少ない、二本少ない、三本少ないとか、もういっぱいいますよ、小脳に邪気のある人は。僕は写真でもわかりますから、このあいだ見ていたら、アインシュタインの小脳の邪気はすごいですよね。ああいう天才と呼ばれるような人たちには多いのかも知れません。

それで、その人たちの脳に何か効くものはないだろうかと思って、まず漢方を全部、小脳のところに当てて、邪気が減らんかなと思ってやってみましたら、あんまりいいのはありませんでした。だけど脳の発達に今、魚の油、DH

Ａ、ＥＰＡね、あれがいいというので、やってみたらバッチリなんですよ。それを今、通常の人が飲むよりも少し余計に飲んでもらっています。

そしたら、ある患者さんが「私は、おばあちゃんが愛用していた熊の胆を飲むと何か頭の感じがいいのよ」と言うので、その人が発達障害だということははっきりしていましたから、「その熊の胆を持ってきてごらん」と言って見てみましたら、何か変なものがいろいろ入っているけれど、中にウコンがありました。

ウコンかも知れないなと思って、早速デパートに行って、ウコンを幾種類も買ってきました。それでどうするかと言いますと、その人の後頭部に手を当ててもらってＯリングをしますね。今度はウコンを持たせて、ウコンを小脳のところに当てて、Ｏリングを引っ張りますと、もう全然開きません。そしてウコンを離してみると、また楽々開きます。

だからウコンが邪気を取るんだと思って、それからウコンをあちこちから寄せ集めて試しましたら、屋久島と沖縄の春ウコンがいいです。どれぐらい使うかというのは適当、ティー・スプーンで一日一杯か二杯かでいいです。

今、うちに来ている障害者の施設の子どもたちに片っ端からウコンを飲ませていますが、ずいぶんよくなります。いちばんよくなるのは、こだわりがよくなります。ああいうもので脳が根本的によくなるとは思えないから、こだわりはかなり表面的な症状だろうと思います。「わからない」ということがあって、それへの対処行動としてやっている行動が、こだわり行動ではないかと思います。だいたい、ひと月でかなり改善します。

だから診断は何でもいいんです。自閉症でなくてもＡＤ／ＨＤでも何でも、普通の人でもいいです。今日、ここにも来ておられる、僕のところに勉強に来ておられる先生が同僚のお医者さんに飲ませたら、こだわりがなくなって、「運転がとても楽になった」と喜んでおられるそうです。小脳の障害というものは、精神科医の中にもとても多い。会場を見るとそれらしい人がいらっしゃいます。

　集中力がいいというのと、集中以外はできないというのは見分けがつかないですよね。集中以外はできないせいで、勉強をどんどんして、成績がよくなって、医学部に入って、でも実務になったら困った人で、全然協調性がないとかいう人、いっぱい思い当たるでしょ？　そういう人はウコンを試してみてください。ウコンを試す前に、Oリングを引っ張ってもらったらいいです。それでわかります。

　それからもう一つ、黒田君が「いろいろな物質汚染によって軸索の発達不全が起こってくるだろう」というようなことを言っていますので、何か重金属を脳から排泄するようなものがあればいいなあと思っていました。Oリングの大村先生が「コリアンダーがいい」と言っておられたので、コリアンダーを持ってきてやってみましたが、さっぱりだめでした。

　コリアンダーは基底核から水銀を排泄する働きがあって、併用するとパーキンソンの薬が非常によく効くということを大村先生が言っています。水銀が入っているとL‐ドーパとかを入れても、入っていかないんだけど、コリアンダーを飲ませてやると、薬が入っていくようになるということです。

　それで、何か排泄するようなものがないかなあと思って、漢方やそういうものを見ていましたら、民間療法でジュウヤクに毒物を排泄する働きがあるという。ジュウヤクは十の生薬を集めたぐらいに効くというので「ジュウヤク」と言うのですが、その本体はどくだみです。どくだみを干して、乾燥させたらジュウヤクと名前が変わるんです。生えているときはどくだみで、干からびて、お茶になるとジュウヤクと名前が変わる。どくだみ茶を何人かに使っていますが、人によっては効果があるようです。

　精神薬、その他内科的な薬もうちの病院にあるものはたいてい、小脳の邪気に当ててみましたけれども、どれもだめでした。

黒田君は、できるだけ早い時点で発達障害を発見することと予防が大事で、予防するには環境汚染を防ぐことが第一、特にＰＣＢがいちばん問題だと言っています。もう世界中の人間の脳の中にＰＣＢが入っているから、残念ながら、ＰＣＢに汚染されていない脳と、汚染された脳との比較研究は現在、不可能になっている。海水の中に全部溶け込んでいて、ＰＣＢがないところはないから研究はできないので、予防を疫学的に立証することが難しいけれども、結局、脳がやられているんだから、バイパスを作るしかないんだと書いていました。

バイパスを作るのは、オシムさんとか長嶋さんとかの脳梗塞のリハビリと同じで、その人ができないことをさせる。歩けない人は歩かせるわけでしょ。歩けない人を歩かせずに手ばかり振らしとったって、全然リハビリになりませんわね。できんことをさせる。そして、だんだんできるようになるということしかないわけで、シナプス結合がどうなっているか知りませんが、それでバイパスができていく。

余談ですが、自閉症児は一歳ぐらいまでは他の子どもよりも脳が大きいんだそうですね、二十パーセントも大きいんですって。学習ができてきて、シナプスができてくるにしたがって、アポトージスが起こっていらないものが脱落していくのに、学習がうまくいかないものだからアポトージスが起こらなくて、いつまでも生まれたままの脳がしっかりあって、それで脳が普通よりも二十パーセントも大きいということなんだそうです。通常は、脱落すると、そこにまた新たな追加学習のための余地ができてくるけれども、自閉症の場合は、なかなかできないらしいです。

それはともかくとして、トレーニングをしないといけません。トレーニングは、まず何ができないかを見つけて、そしてそれをさせるんです。脳梗塞のリハビリと同じ。ただし、発達障害の場合は、情報入力と出力の統合が悪いわけですから、統合するような訓練をさせる。

特に、対人関係ができない。その訓練をしなきゃいかんのだと思ったら、突如、またひらめきました。汚染説と、もう一つ、遺伝説があるんです。遺伝は明らかにあります。

これは久留米大学のセミナーのときにもおっしゃっていましたけれど、アスペルガーの人のお母さんに「こういうことができないでしょ、お子さんは」と説明してあげていると、お母さんが「ああ、それを聞いて、自分の今まで困難だったことの意味がよくわかりました」とか言って、子どもさんのことを説明してあげているのに、お母さんが納得して非常に喜ばれたのが何例もあるというんですね。

僕はそんな複雑なことはしませんけれども、小脳に邪気があったら、「お母さんはどう？　お父さんはどう？」とか言って、見てみるとやっぱりちょっとありますね。もちろんお父さん、お母さんのほうが小さいです、邪気の程度が。だって所帯持って、子どもを作ってという程度の能力があるから、子どもを連れて診察に来ることになったわけだから。お母さんたちにも春ウコンを飲ませると喜びますよ。やっぱり症状の軽い人のほうが効きます。それもやっぱりOリングして、やることは同じです。

僕は顔を見たらわかりますから、「これはお母さんに似ているんじゃないですか」とか、「お父さんもなんか不器用に見えるね」とか言います。「不器用」という言葉はいいです。「この子の不器用は誰の遺伝ですかね」とか、「誰の血を引いていますか」とか言うと、「じゃあ、私でしょう。夫はテニスなんかやって器用ですから」とか言ったりします。それでやったらいいです。

そうすると、遺伝というものがあって、それが汚染によって倍化されてきているのだとすれば、昔からあったわけですよ。だけど、そんなに目立たなかったのはどうしてか、ということを思って、それでトレーニングのことを考えたときに、小貫悟さんという私のところに勉強に来ている人が、発達障害を持っている児童のための、ソーシャルスキル・トレーニングの本を出しました。それがものすごく売れて、一万冊が何カ月かで売れたんですね。それだけニーズがあるのです。

中身を見たら、昔の遊びがいろいろ含まれています。つまり、そういう昔からあった遊びは、非常にたくさんの情報処理を並行してやり、しかも対人関係の情報処理も一緒にやらなければならないように強制する遊びだったわけです。今の遊びには、そういうことが少ないんです。だからトレーニングのときには、昔の遊びを思い出してください。

発達障害の人は、ジャンケンなんかができませんよ、同じ順序にしか出さないとかね。ジャンケンが強いためには、相手が前に出したのを記憶していて、次に自分が出すのを考えて、相手の表情を読んだりして、これにしようということを瞬時に選択してやるわけです。これにはさっきから言っている、たくさんの情報の入力と出力がありますから、その両方を瞬時に統合できない人たちには難しくて当たり前です。ジャンケンができません。

それから対人関係の訓練にいいのは、「せっせっせ」がいいと思います。「夏も近づく八十八夜、ぽんぽん」とかね。あれも対人関係があって、入力があって、出力がありますから。

人間には言語がどうしても必要ですから、歌を歌いながら何かをやるのはよろしいです。「汽笛一声新橋を～」と歌いながら、お手玉をするとかね、そういうのがいいんです。

ただし、できんことをするわけですから難しい。脳梗塞の人は前はできていたのに、今はできなくなっているから残念でしょうが。「前はできとったぞぅ」と思うから、一所懸命にやりますがね。ところが初めから全然できない人に「できるようになるから、しろ」とか言っても、しませんよ。

だから、トレーニング・スケジュールを作るときのコツは、できるだけ易しいところからさせることです。はじめは一個のお手玉、それを左回り、右回りというふうにさせる。「上手になったら、いつかは二つにしようね」と言いながら、させる。

ケン玉なんかもとてもいいですけれど、あれはできません。僕もあまりできない。ところが、子どもさんが保育園に行っている看護師さんが教えてくれたのですが、保育園では今、紙コップに糸をセロテープでくっ付けて、こちら側にティッシュを硬く丸めたものをセロテープで巻いて引っ付けて、それをひょいっといってやらせているそうです。それを作らせてさせると、これはまあできます。それで少し上手になったら、今度は底のほうでひょいっとする。それから左手でやるとかね。

僕が、みんなに勧めているのは、これはみんなできますが、百円ショップに行きますと、三本くらいの矢がついたダーツがあるんです。これを買って来て、五十センチくらいの距離からさせるんです。

この前、発達障害の不器用な子どもたちにボールの投げ方を教えるのをテレビでやっていましたけれど、ボールを投げられない子どもたちがいるんですよ。適切なタイミングでボールを離さなきゃいかんでしょ。ところが、この辺で離すから、地べたにぶっつけているだけのような子どもたちがいるんです。

そういう子どもたちにダーツを五十センチのところから投げさせる。そうすると必ず当たります。もっとできないなら十センチくらいからさせる。左手でもさせる。そしてだんだんできるようになったら、遠ざかっていけば、自分が確かに進歩しているということがフィードバックされてきますから、意欲が高まります。そういう、易しい、すぐできるようなところからやります。

僕は今、そういうのを考えつくのが楽しくてね。発達障害の子どもの中に、文字を見ていくと行が飛んだりする子がいるんですよ。一行飛ばして見たりするから、文章がつながらなくて、「あれっ」とか言ったりしている。僕が考えたのは、大学ノートに一、五、十行の位置に数字を書きましてね、一、二、三、四、五と言いながら見ていって、五の字のところにちゃんと目が来たらマルで、自分でやるようにさせますと、これもなかなか喜んでやります。

それから平衡障害のある人には、バランスボールがいいです。今、バランスボールもけっこう安いのがありますから、座らせて、片足を上げさせる。重症のアスペルガーの人は、たいてい足を上げた瞬間に一秒ももたずに、ひっくり返ります。そういうのもだんだん足を上げていく練習をすると、「もう三秒もできるようになった」と言って、喜んで報告してくれます。それとともに表情が明るくなる。

だけどいちばん表情が明るくなるのは、「あなたは不器用でしょう。不器用であることがあなたの病気の根本原因よ」と言うと、それが納得できたときに表情ががらっと変わります。どうしてかと言うと、謎なわけですよ、「自分はどうも周りとうまくいかない。どうしてだろうか」と。「不器用」というキーワードを与えることの精神療法的な意味はとても大きいです。「わからない」という障害を持っている人が、小脳の発育不全による障害だと「わかる」と、「わからない」という状態に変わりはないのに安定するのです。人は知的生物です。

そして何か一つでいいです。段階的にやって、成功していった体験ができたらいい。皆さんも何か考えてください。そしてお願いするのは、邪気が見えない人にはできんかな、何か小脳の邪気を取るような、たぶん薬じゃないと思いますが、健康食品か何かを、誰か見つけてください。健康食品は山ほどありますので、端からやっていってもなかなか追いつかないので、人海戦術で、皆さんもやってみてください。

ところで、だいぶん、脳がくたびれました？　「ほんとかな？」とか、「そうかなあ」とか、「何かいい加減なことを言っとるな」とか、疑問も持ちながら、しかもやっぱり話も聞きながらやりますから、前頭葉からいろいろな刺激が小脳に来ます。こう見たら、みんな、脳が邪気を発しています。

こういうあっちに飛んだり、こっちに飛んだりする話を聞くのも脳のトレーニングですが、それをやってくたびれたときに気功が役に立ちます。これを覚えて、子どもたちに脳の気功を教えてあげてください。

そうそう、発達障害の人たちは絶え間なき不適応ですから、ほとんどの人がＰＴＳＤを持っています。この場合の心的外傷は外から来ているわけではないんです。自分が勝手に不適応を起こして、傷ついて、自家生産的ＰＴＳＤになって、それでパニックになったりする。だから人が親切に「あのねえ」と声をかけてくれたりすると、それがフラッシュバックになったりして、「あのねえ」と言った人を殴ったりするんです。だからフラッシュバックの治療が必要になりますが、それはさっき神庭先生が紹介してくださった「ＰＴＳＤの治療」（『臨床精神医学』第三六巻四号）の中にありますので、それを見てくださいね。

じゃあ、気功を教えます。左の掌を小脳にこう当ててください。そして右の掌をその上に乗せてください。そして8の字、どんな形でもいい、自分のしやすい8の字を、頭の皮をくっつけて動かす。十秒ぐらいでいいです。手を降ろすと、頭がすっとした方が相当いると思います。今度は同じように前頭葉に左手を当てて、右手を乗せて、そして作りやすい8の字を回す。どっちにも8の字が動かない人は前頭葉が疲れてないんです。これぐらいの話を聞いても疲れないような、相当、タフな脳の人です。はい終わりです。

ああ、だいぶ脳がいい気になった。そう思いません？　思わんかな。僕のほうから見ていると、すうっと気がよくなっているんですが。何か疲れたときにやってみてください。前頭葉が疲れるということはさすがに健康な人では少ないですけれど、執筆したり、何か考えたりしているときにはあります。それから人の話を聞いたり、何か面倒くさいことをやったりすると、小脳のほうに邪気が出てくることはよくあります。だけどそれは一過性のもので、まあ一晩寝たら消えてしまうようなものです。

それがたくさんある人は発達障害で、皆さんだって、発達障害の人から全然タフな前頭葉、小脳系の人までずうっとグラデーションですから、なかには疲れやすい人もいるし、すごい人もいるわけです。役に立つと思った方はなさってみてください。以上で終わりますから、質問があれば受けます。

神庭　神田橋先生、どうもありがとうございました。難治例の患者さんに潜む発達障害、その情報処理の統合の障害と、アウトプットとしての不器用さというものに、これからわたしたちも少し注意して診てまわりたいと思いました。なかでも患者さんが、わたしたちの質問に「わからない」と答えることは確かにあると思うんですね。「どうしてそういうことになったの」と聞いたときに、あっさりと「わからない」と答える方がいらっしゃる。そういうときに発達障害を疑う。そして治療の中で「不器用」という言葉を使ってあげることがとても、ご本人も自分の悩みを理解するうえで大切だということを思いました。そして発達障害による不適応障害を常に抱えていて、それがさまざまな形の精神症状、疾患として現れてくるのではないかということでした。

その情報処理能力をさらに向上させるために、遊びを取り入れるとよい。ＳＳＴとして、昔からあった、五感を使って対人関係の中で情報処理能力を身につける、昔からあったジャンケンとか、ケン玉とかいった遊びを使って、それを治療に生かしたらどうだろうかというような、私たちがこれから実際に試してみたいと思うお話がたくさんございました。また０リングテストも、先生のお話を聞いていると、やってみようかなという気持ちになりましたが、会場の先生方はいかがだったでしょうか。

質疑応答

神庭　ここで少し質疑応答の時間を設けたいと思いますので、ご遠慮なくどうぞ。

質問者1　今日は父を連れてこようと思ったんですが、都合で来られませんでしたので、「神田橋先生にこれを聞いておいで」と言われて来ました。父が三内科で医員をしていたときに、学生だった先生がポリクリで回ってこられて、父からタバコを一本取り上げて、左の耳に煙がついたのを入れて、それを次の瞬間、右の耳から取った。神田橋先生はとても器用な方で、それをどうやってやったのかをいまだに疑問に思っているので、「まずそれを聞いてこい」と言われました。

娘の私も四年ぐらい前でしたか、神田橋先生と一緒に飲む機会に恵まれまして、そのときに人間超音波みたいなことをやっていただいて、「右の子宮に何かある。婦人科に行ったほうがいい」とおっしゃった。神田橋先生がおっしゃるのだから、と人間ドックに行ってみたら、「左にある」と言われて、「神田橋先生でも誤診するんだな」と思いました。わたしはその後、東京に行って、花クリニックで神田橋先生の勉強会に参加していたんですが、いつか「神田橋先生も誤診するんだ」と言ってやろうと思っていたんです。ところが二、三年フォローしていたら、今度は右に行ったらしくて、神田橋先生はそれも奇術を使われたのかと、これは娘の私からの質問です。

三点目は、遺伝説を支持なさると聞いて、すごくうれしかったんですが、私も遺伝説の信奉者で、ずっと遺伝子を追いかけてきた人間です。でも、どうも遺伝子よりも、胎盤に行き着いてしまったんです。父親由来の遺伝子が母親の胎盤でどのように発現するか、それが子どもの脳の発達に影響を及ぼしているのではないかというところに行き着いてしまって、もう遺伝子では解けないんじゃないかと思って、途中で投げてしまったような感じなんです。

今日、先生の汚染とか栄養とかのお話を伺っていて、それは胎盤で説明できるんじゃないかと思ったのですが、発達障害が成長、発育のどの段階から、その起源と言いますか、出てきているのか。わたしの説だと胎盤がそうだとなってしまうんですが。もう一つは人類の歴史の中でどの辺に起源があるのかということを教えていただけたらと思います。

神田橋　僕は、大学時代は手品をしていて、ほとんど勉強をしませんでしたものねえ。それはね、僕は子ども時代、異常なくらい不器用だったんですが、手品をやりだしたら、普通の人の何倍も努力が必要なのですが、努力して、それができたときの喜びというのがすごく大きかったからなんです。つまりずうっと運動系が不器用であると諦めていたので、それができるようになって手品にはまってしまったということなんです。

そして今にしてみれば、ずっと手品ばっかりやっていたことが、すごくよかったと思うんです。不器用だったのが、少し器用な感じになったことがとても喜びになって、モチベーションがどんどん高まって、嗜癖になるんです、トレーニングのね。

だからそういうものを捜してあげるといいです。自閉症の子どもなんかが、木の端っこだけを見て、全部当てたりするように自分でトレーニングしていくでしょ。あれも、何にもできない人が一つできることがあったことで、そこに凝っていくんだと思うんですね。

今、僕が手品をやめちゃったのは、それよりは邪気が見えるとかいうほうがずっと楽しいから、そっちに手品から変わったの。

黒田君の論文にはいくつもすばらしいことが書いてありますが、その中に一つ、一卵性双生児と二卵性双生児の発病率で、一方が遺伝、一方が環境というような比較研究はすごく古い、素朴極まりない考え方で、二卵性の双生児は胎盤が二つあって、一卵性双生児は胎盤が一つだから、胎盤の影響によって一卵性双生児は同じ害を受けるというようなことを全然計算に入れないで、「こっちが九十パーセント、こっちが六十パーセント」とか言っているのはもはや発達学の世界では全然古いというようなことが書いてあります。あなたのご意見と同じでしょ？　それから血管脳関門の完成する前はあらゆる汚染物質がどんどん脳に入るということが書いてあったですね。そういうことも、あなたのお仕事とつながるんですか？

質問者1　はい。

神田橋　あなたも今、ウコンが合いますよ。それで、右に移ってどうなったの？

質問者1　まだフォロー中です。先生が移したのか、あるいは将来的に右にできることを予言されたのか。

神田橋　今、こっちから見ていると、左ですよ。あのときは酔っ払って、左と右を言い間違えたんだろう。今、左ですよ。それでいいですか？

質問者1　はい。

神庭　ありがとうございました。他にはいかがでしょうか。

質問者2　子どもの発達のタイプには二通り、物語タイプと図鑑を好むタイプがあるという説があるんです。お母さんから絵本の物語を読んでもらうのを非常に好むタイプと、それよりも一人で図鑑と首っ引きで端から端までじーっと見ているタイプとがあって、明らかに育て方の問題以前に体質があるんだろうと言われているんですが、物語を好むタイプの人というのは基本的に、お母さんのすることをなぞったりして非常に情感も豊かです。ところが図鑑を好むタイプというのは自分一人で何かやるのが好きですから、なぞることも少ないですし、なんとなく情感の乏しい子どもに育っているという感じがあります。

臨床で診ていますと、学習障害や発達障害の人々は認知面や学習面に焦点が当たりますが、一方で、情感という面でもどうも何か、どこか欠けているなという印象がありますが、どうでしょうか。私はいつもそこが気になるんですけれども、発達障害の問題を抱えている方にいろいろな訓練をして認知力が高まっていけば、そういう情感の豊かさといったものも二次的に生まれてくるというふうに、先生はお考えでしょうか。

神田橋　これはバイパスを作るんだと黒田さんが言っていますが、そのとおりだと思うんです。代替えですから、ちょっとましになるだけです。長嶋さんがどんなにリハビリに頑張っても、昔のフィールディングができるようにはならないでしょ。バイパスを活用して、歩けるぐらいのものです。今、ポケットに手を入れておられますが、手を外に出せるようになるかどうか、それと同じだと思うんです、すべて。労多くして功少なしです、欠けているものを補充するのはね。

僕は家庭教師をやっているとき、すばらしい家庭教師だったんですが、できることしか勉強させせんのです。できないことをすると苦しいから。

鵜は烏のようにならないし、烏は鵜のようにはならないから、それはもうしょうがないです。だけど、何かをやると少しはよくなるというようなことでしょうね。

質問者2　わかったときの喜びというのは、先生がおっしゃったように、顔色がぱっと変わる。それはいわゆる情感の豊かさといったニュアンスのものじゃなくて、単に困惑していた状態がすっと霧が晴れたという程度のものなんですね。

神田橋　はい、そうだと思います。

質問者2　わかりました。

神田橋　シナプスの発達についての研究から、発達障害は脳の局在のどの部分のシナプス結合の数が少ないかとかいうだけのことだというのが、黒田さんの論旨です。僕は、それはとっても納得できます。だから通常、個性と呼ばれるものには無限の変移性というか、グラデーションがあって、普通の人の個性の散らばりから発達障害までは連続したものだと考えたほうがいいと思っています。

神庭　ありがとうございました。他にはいかがでしょうか。

質問者3　今日の先生のお話をとっても興味深く伺わせていただきました。先生のお話を伺っていまして、どんな病態にも発達障害がある可能性があるという感じがしたのですが。

神田橋　はい、そう考えています。

質問者3　そうしますと、例えば境界例の人でもそういう方があるわけですから、境界例の人で、そういうものがある方とない方を比べると、ある方のほうが治りにくいということになりますね。

神田橋　そうですね。

質問者3　そうしますと、どんな病態でも発達障害があるということを想定して治療するとより治りやすくなる、あるいは改善度が増すということはあるんでしょうか。

神田橋　はい、僕はそう思います。

僕は伊敷病院に就職して二十三年になりますが、「境界例」という添書を持ってきた人を、「境界例ではない」という見地で治療をして、大半は社会生活ができるようになっています。じゃあ、すっかり普通の人になったかと言うと、やっぱり変な人です。

だけど変人として認められて、薬は飲まずに、「あの人もずいぶんようなったわ」とか周りから言われて生活ができていますので、治療というのは何とか生活ができればいいんだということを、そして医者にできるだけかからんようになりゃいいんだということを目標にすれば、境界例という診断は不要かも知れないぐらいだと思っています。

なにか不潔恐怖みたいに、「ここがもうちょっとよくならんといかん」「ここが何か足りん」「ここが歪んどる」というふうに完全主義で治療をしますと、境界例というのはたくさんいて、この辺にもいっぱいいるということになる（笑）。それを僕は「われわれはみな叩けば埃の出る体よ」と言っています。

質問者3　もう一つ質問したいんですが、中井久夫先生がずいぶん昔に、「境界例の中に前頭葉の障害がある人たちがいると思う」というお話をされていました。先生はどう思われますか。

神田橋　脳生理学がどう言っているか知りませんが、僕は小脳にパターンがストックされていて、それが事に応じて引っ張り出されて、前頭連合野で多少の修正が加えられて、使われて、有効であると、それがまた次のストックとして小脳に貯められていくということが行われて、複雑な学習が進んでいくのであろうと思います。本当かどうかは知りません。

その経過の中で、古い学習されたパターンを持ってきて、それを改変することがあんまり上手にいかなくて、そのままやると不器用で、ということは前頭葉の障害があると起こり得ますよね。

そうすると経験から学ばないということで、それは犯罪者になる人、アンチ・ソーシャルサイコパスと言われている人たちの一つの特徴でもありまして、それがプロファイリングの技術の根底にあるわけです。こういう経路で、二階の窓から入って、ここを足場にして帰ったのなら、やっぱりあいつの犯行だとわかるぐらいに同じ犯行の形態をするというのは、やっぱり前頭葉の障害を考えていいんじゃないかと思います。

質問者3　ありがとうございました。

神庭　他にはいかがでしょうか。

質問者4　神田橋先生はお変わりないですが、シナプスとか、軸索とか、前頭葉とか、小脳とか、ものすごく発想が変わられたと感じました。

そこで先生の言われているところをちょっとお聞きしたいと思うものですから、邪気があるとか、後光を放つとかいう話は、実は前頭葉の話なのか、後頭葉の話なのかはちょっとわからんのですけども、これは子どもが六、七、八カ月ぐらいの頃にお母さんのほうを見て笑って、「ああ」と言い始めると、お母さんが「ああ」と言う。そのあまりまだ意味がわからんときに、お母さんはわかるんですね。そこのところじゃなかろうかとも思ったりすると、そういうものを先生がつかんでおられて、患者さんの治療に応用するというふうに理解しましたけれども、どうでしょうか。

もちろんそこに行き着くまでは、軸索ができ、前頭葉ができてという脳の中の構造があろうと思いますが、やはり生理学と精神病理学との違いがあるだろうと思っております。

神田橋　そうですね。感知というものには意識で記述することが、あるいは意識すること自体ができない感知があると思います。それは例えばテープレコーダーに取ってみると同じ「ああ」という声であっても、現場では、それぞれ違う意味をお母さんが感じ取ったりすることがあるでしょうし、それは他のノンバーバルな要素を加味しているかも知れないし、あるいはそのときの気候条件とかそういったものを加味して、感知が起こっているのかも知れない。

そしてそういう感知は、発達障害を持つ母親には難しいでしょう。そうすると母親に発達障害があって、子どもに発達障害があるのは、必ずしも生物学的な体質の伝承だけではなくて、母親の感知力の悪さがインプットされることによって、子どもの脳の発達もそのレベルにしか発達する機会が与えられないという場合があるのではないか、という説は当然生きていると思います。
　十一元三先生の論文の中にあるのじゃないかと思いますが、もしそういうものであれば、バイパスを作るという方法は非常に可能性が高いということになると思います。未学習によって作られた発達障害というものは、論の可能性としては残されてしかるべきだと思います。
神庭　ありがとうございました。他にはよろしいでしょうか。
質問者5　先生が今、紹介された『科学』は何号ですか？
神田橋　岩波の『科学』のね、わりに新しい号ですよ。僕がもらって、まだひと月にもなりませんから。これだけ見れば臨床家は十分なぐらいの論文です。
　もう少し詳しくこの領域を見たい方は、先ほど言いました十一元三先生のお仕事がいいようです。弘文堂から『精神医学対話』という厚い本が出ていまして、その中に十一先生がアスペルガー障害について書いておられます。それが役に立つと思います。あの本はすごくいいです。こんなに厚いけど、現在の精神医学の知識が一冊にまとめてあって、しかも、二つの立場、臨床的な立場と研究・実験的な立場の人が同じテーマでそれぞれに総説みたいなのを書いて、その二人が、お互いの論文を読んだ感想を書いています。まあなかなか面白いですが、幸い、じゃない不幸にも礼儀正しく当たり障りのないコメントが多くて、あまり喧嘩にはなっていませんが、じーっと見て、文章の行間を読むと、「ははあ、ここのところを批判したかったけれども、歯に衣着せたな」と勘ぐりながら読む楽しみもありますので、どうぞお読みになってください。近いうちに僕は書評を書きます。
神庭　ありがとうございました。他に？　はいどうぞ。
質問者6　私はこの仕事を始めて今年で三年目ですが、発達障害に関心がありまして、個人的にはずっと勉強してきたつもりでしたので、今日は参考になるお話を聞かせていただいてありがとうございました。診断がついても、いざ治療するときにどうするというところで、なかなかいいアイデアが思いつかなかったものですから、非常に参考になりました。

それで一つお伺いしたいんですけれども、例えば入院であったり外来であったり、日々フォローアップしていく中で、何か指標になるものと言いますか、症状でも本人の訴えでもいいんですけれども、このことをフォローアップしていくと、治療前と治療後の改善度が見られるとか、そういう適当な指標になるようなものがありましたら、お教えいただきたいのですが。

神田橋　発達は個性とつながっているということから言いますとね、これを共通の物差しで計るのは没個性的測定ですよね。没個性的測定はもういっぱいあるわけです。ＷＡＩＳとかＷＩＳＣとか他にもいろいろあります。

治療をやる人はその子のためのテーラー・メイドの指標をこしらえてほしいの。そしてそれは、こういうものであってほしいんです。治療者が測定するためのものではなくて、本人が自らを測定するためのレーティング・スケールであってほしい。

その一番簡単なのは、さっきお話ししました何メートルのところからダーツに当たるかというので、「五メートルのところから当たるようになった」というのは大した指標だと思います。そのようなものを、その人その人用にこしらえてください。いっぱいあります、ぜひそうしてあげてください。

質問者6　共通の話題にできるようなものを見つける手段みたいなのがあったらいいなと思ったもので。

神田橋　そうですね。しかし全体主義的にならないように（笑）、全体主義的になると研究者のほうに行きまして、個性的になると治療者のほうに行きます。そのようになるんです。

質問者6　ありがとうございました。

神庭　時間もだいぶ過ぎましたけれど、どうでしょうか、最後にお一人。どうぞ遠慮なく。

質問者7　十年くらい前に先生を佐賀から福岡まで車で送ったことを思い出しながら、そのときに「双極性障害は百パーセント遺伝だ」と言われて、若輩でしたが、ものすごい衝撃を受けたことを覚えております。それ以来、そんな見方で診るようになってきているんですけれども、今日のお話の中で、僕は局在論的なほうの立場、研究者になりますので、全体主義と言われてもしょうがないのですが、小脳というのは最近の流行りで、アンドレアセンとかCCPCU回路とかいろんなことが言われていますけれど、なんとなく僕はピンとこないでいます。

だけど、臨床の現場で作業療法なんかを見ていると、カラオケとかお絵かきをするより、卓球がいいと最近とみに感じておりまして、その辺が今日のお話と一点に結びついて感動を覚えたところです。

ただ小脳をテーマに取り上げると、例えばOPCAとか、ACCAとかいうような小脳障害の患者さんを僕はよく診ていたもので、その人たちが発達障害ということになるのだろうかというようなことをちょっと思いまして、そこをお聞きしたいということが一つです。

それから局在の立場から言うと、学習に対して、脳を鍛えるというのは、最近、ハーバードの准教授の先生が書かれた『脳のはたらきのすべてが分かる本』（角川書店、二〇〇二）という大そうなタイトルの訳書が出たのですが、その先生は「脳を鍛える」と書いておられるわけです。今日のお話はそれとまさにぴったりだと思って、また感動がありましたが、その辺をお聞きしたいのが一点です。

もう一つは最近、僕も飲み会なんかに行くときに、ウコンが入ったドリンク剤なんかを飲んでいるんですけれど、気分がですね……。

神田橋　ウコンの入ったドリンク剤は発達障害には効きませんよ（笑）。あれはウコンをいじっていますから、効かなかったです。ウコンの入ったドリンク剤を飲んでいると言う発達障害の人がいたけど、だめでした。やっぱりピュアな春ウコンがいい。一番いいのは栽培した生のウコンをサラダで食べるのなんですが、残念ながら、サラダで食べられるようなウコンが栽培できるのは鹿児島県と静岡県の伊豆半島、ああいう暖流がぶつかるあたりと、屋久島と沖縄だけです。屋久島か沖縄のピュアな春ウコンを買って飲んでください。先生、効くよ。

質問者7　ありがとうございます（笑）。

神田橋　不器用だから。

質問者7　あの、最初の話にもう一回、ちょっと戻って……。

神田橋　あ、最初の話について言いますと、僕の話をあまり真剣に聞くといかんです（笑）。いいですか、事実を申しますと、私は小脳のあるあたりに邪気があると言うんですね。もうひとつ大脳の、前頭葉の、左眼窩のちょっと後ろのその辺に邪気があるんです。ウコンを飲ませたり、トレーニングをしたり、気功をやったりすると、その邪気が消えるんです。それは事実です。そして、それとしばしば並行して、生活能力の向上が随伴するということは事実です。でも、それが大脳の障害であるのか、小脳の障害であるのかはわからないんです。

なぜかと言いますと、透析をしている人の腎からは邪気が出ません。だんだんオカルトの話になりますが、それに僕が気功をしてあげますと、邪気が出てきます。邪気がなかった腎から邪気が出てくるようになります。そうすると小便が出るようになります。どのぐらい出るようになるかと言うと、一日に三〇〇ccぐらい出るようになります。ところがその小便はおそらく、一日に五リットルから七リットルぐらい出ている原小便です。その中から三〇〇ccぐらいですから、全然大勢に影響はないです。だけど腎の中のわずかに生き残っている、おそらく糸状体のあたりだと思うんですが、それが動き出しているんだと思うんです。そこが動き出すと邪気が出る。
それから脳梗塞は、新しいうちは僕はだいたい場所がわかりますが、古くなるとわからないんです。CTを撮ってみるとぽこっと空いています。だけどわからないです。
だから生体がなにか闘っているというか、なんとかそこをマネージしようともがいているところから邪気が出るんだろうと思っています。
ですから小脳の障害であるかどうかはわかりません。小脳の辺りの細胞が何か必死に努力をしているというだけです。何の努力かもわからないけど。

質問者7　最近、モーターのタスクとかいろんなことをやって研究していて、中脳じゃないかと思っていたりもするんですが、その辺を先生はどのようにお考えになりますか。

神田橋　横から見ますと、中脳のところに邪気が出ません。横から見たり、縦から見たり、上から見たりするんですが。

質問者7　やっぱり後ろなんですか。

神田橋　はい、後ろなんです。

神庭　ありがとうございました。だいぶん時間が過ぎましたので、これで質問は終わりたいと思います。
神田橋先生の今日のお話で、児童をやっている先生も、統合失調症をやっている先生も、双極性障害をやっている先生も、パーソナリティを得意とされる先生もそれぞれに皆さん、大変に参考になる補助線というんでしょうか、珠玉のお言葉をいただき、見方を数多く教えていただいたように思います。
僕は中でも、患者さんがなかなかよくならないときに発達障害的な要素を疑ってみたらどうですかということ、これは大変に参考になりました。またそのときに、その人が不器用かどうかということ、それはモーター、コーディネーションもしかりですけれど、それを見ることで、その人の対人関係の不器用さ、情緒交流能力の不器用さというものも見られるんじゃないかと、そして、そのことをご本人にフィードバックしてあげるということは、「わからない」と言って不適応を起こしている患者さんにとって、とても優しい声かけだなというふうに思いました。

僕は神田橋先生の精神療法の基本中の基本というのは、患者さんを褒めることだと思っています。いいところを引き出して、さらにそれを伸ばしてあげることだと思っているんですが、そのときに「不器用」という言葉はすごくいい言葉だなと思って聞いていました。その方の本質をずばりと正しく突いているし、本人も割り切れる。そして不器用というのは、日本では決して悪い言葉ではないんですよね。むしろ愛嬌とか、その人の個性とか、そういったもので受け入れられる言葉なので、とても優しい、その人のいい面を引っ張り出してくれる声かけだなと思った次第です。

その他にも数多く、先生方それぞれの立場でとても貴重なお話を伺えたのではないかと思います。先生のご講演はいつも、その後にすごく考えさせられるところが多くて、これからさらに多くの質問が皆さんの頭の中で、それこそ前頭葉が疲れるくらいに湧き出てくることと思いますが、今回もまた刺激的なご講演をいただきまして、神田橋先生、ありがとうございました。

（二〇〇八年六月七日、九大精神科特別講演）

文　献

（1）神田橋條治「双極性障害の診断と治療——臨床医の質問に答える」臨床精神医学、第三四巻四号、四七一～四八六、二〇〇五

（2）神田橋條治「ＰＴＳＤの治療」臨床精神医学、第三六巻四号、四一七～四三三、二〇〇七

（3）黒田洋一郎「発達障害の子どもの脳の違いとその原因――シナプス接続異常と遺伝・環境相互作用」科学、第七八巻四号、四五一～四五七、二〇〇八
（4）品川裕香『心からのごめんなさいへ――一人ひとりの個性に合わせた教育を導入した少年院の挑戦』中央法規出版、二〇〇五
（5）小貫悟・名越斉子・三和彩『LD・ADHDへのソーシャルスキルトレーニング』日本文化科学社、二〇〇四
（6）松下正明・加藤敏・神庭重信編『精神医学対話』弘文堂、二〇〇八

（神庭重信編著『私の臨床精神医学――九大精神科講演録』所収　弘文堂）

〔二〇一八年追記〕

現時点でかえりみると十年前の講演にはいくつかの誤りがありますので訂正しておきます。

一．小脳の邪気は脳の疲労のあらわれです。発達障害の人は不器用な対人関係で脳が過労して小脳の邪気が出現しているようなのです。

二．春ウコンが効くのは小脳の疲労に対してです。発達障害に有効なのは現在のところビタミンB6です。これについては本書の冒頭でお話ししています。

三．気功療法ではまず右の掌を当ててその上に左の掌をのせる方が効果が強いことが判りましたので訂正しておきます。

四．発達障害を診断するのに最も信頼できるサインは左前額部の奥（ブローカー中枢下縁）からの邪気です。ここはミラーニューロンの所在だといわれます。

五．トレーニングとしては「進化の体操」を最も有効なものとして考案しましたのでそれを活用してください。

ケーススーパービジョン（二〇一五）

神田橋　おそらく、ケースは、女性で、発達障害があって、フラッシュバックがあって、愛着障害があって、という人じゃないかと予想が浮かぶんだ（笑）。はい、どうぞ。

ボクはあなたに会ったことがあるかな？

ケース提供者　ありません。

神田橋　じゃあ、自己紹介——職種と、何年くらいやってるのかを教えて？

ケース提供者　今日、ケースを出させていただきます〇〇と申します。よろしくお願いします。普段は〇〇県の〇〇市にあるメンタルクリニックで働いています。

臨床歴ですね？　臨床心理士として働いているのは十三年とか十二年とか、それくらいです。

神田橋　どのくらいのキャリアを持っている人かで助言のレベルを決めなきゃいけないのと、みなさんもそれを頭においてきくと、使われている言葉に込められている意味のニュアンスの深さが、ベテランの人ほど陰影の濃い言葉が使われるからね。はい、どうぞ。はじめましょう。

ケース提供者　今日出すケースは二十三歳の女性の方です。クリニックでやっているんですけど、特別お薬とかを投薬する必要がないのでカウンセリングだけやっています。うちのクリニックっていうのは保険が利くので、まぁ普通の一般の方で三割、自立支援とかがあれば一割。この方は生活保護の方なので、まぁ窓口支払いはなし、無料でやっています。

どのような経緯で来たとかいえばいいいですか？

神田橋　ケースを出すときいちばん大事なのは、ここのところを出せば自分のためになると思うところを出せばいいです。聴衆にサービスすると、どっかに行って来た話をするみたいな――例えば震災を見てきた話というような、自分から切り離されちゃう。

ときどきクライエントで、「この人何しに来たんだろうか？」と思ったりするような人がいてねぇ。安倍内閣の話をしたりする人がいるでしょ（笑）。あんなになったら、しょうがないです。あなたのニーズに合わせて、自由にされたらよろしいです。

ケース提供者　はい。今回二人の方を出そうと思っていて、どちらにしようかなと今日の今日まで迷っていたんですが、「こういうふうな勉強会であなたのケースを出そうかなと思っているんだけど」といったときに、「ぜひお願いします」といってくれた人のほうにしまして。

まぁ非常に不思議なケースというか、いちばん最初の頃こそ、わたしも一応いろいろ考えて、ああだこうだとやっていたんですけど、ある一時期を超えたらなんかひとりでにというか、勝手にというか、いいことなんですけど、自分の道を進んで行ってくれていて、今はカウンセリングで何をしているかというと、二十四歳の方なんですけど、小学校六年生の国語のドリルをカウンセリングでやっているという、ほとんど寺子屋みたいになっているんですけど、そういう方です。

神田橋　今の話をきいたら、どうしてそういう国語のドリルをやってんだろうなぁって思うよな。それを、すぐ答えをきいてみるという習慣をつけると、必ずカウンセラーとしては腕が落ちるんだよ（笑）。いろんな疑問をどんどん頭のなかに、問いを蓄積していくと、問いと問いがくっついて自ずから答えになることがあるんだ。それが対話による心理療法のコツみたいなもんだ。

みなさんがケースカンファレンスやるときに、すぐ突っ込みを入れる、「それはどうしてそういうふうになったんですか？」「それ変じゃないですか？」とかをやっていたら、そういう間髪を入れず突っ込むのは下手な警察官の取り調べのようなものです（笑）。警察官でも検察官でも本当にベテランは、取り調べでも「何だろうなぁ」と思いながらやるんだよね。なんでもすぐきくのは五歳児とおんなじで、「どうして、そうなの？」と。

ケース提供者　国語のドリルの前は絵本でした。当時、二十二、三歳の女性と三十半ば超えたわたしが、ひとつの部屋で絵本を読むという、なんかちょっと可笑しいっていうか（笑）、自分でもなんか変だなぁって思いながらやってたんですけど、そこから国語のドリルになったという経緯があって、その前はもっと一問一答というか、話も弾まない感じのところだったんですが、あるとき絵本にしてからなんかこう進んでいったというケースです。

神田橋　そのときに「なぜだろう？」って思うでしょ。「なぜだろう？」って思ったときに、この人が二十三歳という年齢でありながら、生活保護でここにきて診療を受けていて、しかもお薬も使っていないということを思い浮かべて。そういう人なんだ、と。

もちろん「貧しい」という言葉が浮かんでくるよな。貧しい。そしてこの人の貧しいことがこの人の責任——二十三歳だったらこの人の責任で貧しさが起こっているわけではないから、この人の生活環境のバックグラウンドにある「貧しさを取り巻くさまざまな病因の豊さ」が思い浮かぶでしょ。つまり、いろんな経緯が、そしてそれが絵本を一緒に読む、国語のドリルをするというようなことが、本人の貧しさのなかにはなかった体験ではないかという連想がひょっと浮かぶよな。それで今まできいた話をぼんやりとまとめてしまう。頭のなかで、な。

ケース提供者　この方は、先生のおっしゃる通り、まぁ貧しいわけです。もともとお父様は酒癖が悪い方で、お母さんは落ち着かない人で、結構家出とかしちゃってたらしいんですね。小学校六年生のときに彼女、うちの患者さんは不登校に——

神田橋　ごめんなさい、突っ込み入れるけどね（笑）。

「とか」というのをきいたら、「あと何があるんだろう」って思うんだ。「とか」って「One of them」ってことだよな。だから「あぁ、いろいろあるんだな」と。「家出をしたことがありました」っていうのと、「家出とかしていました」っていうのとは違うんだよね。ちいさいところにたくさん意味が込められていて、これが中学生だと「何々とかしてましてねぇ」とかいって、「とか」というのは口癖でいう場合があるけれども、ベテランの人がやっているときは、「とか」というのはグループのなかのひとつの典型例を出しているということだ。そういうふうにして聞くと、「聞く練習」になるんだ。すぐ筆記すると「とか」なんか書かんもんね。「家出」と書くでしょ。そうすると大事なことは聞き落してしまう。

ケース提供者　すみません、申し訳ないですけど、わたし今、「家出とか」っていったんですね。ぜんぜん気づかなかったんですけど、わたしの資料にあるのは「家出をしている」でした（笑）。すみません。お母さんの名誉のためにいっておきます。「家出をしていた」です。

小学校六年のときに彼女は不登校になりまして、中学は行っていないです。その間、空白の時代がありまして、十八歳のときにお母様が――

神田橋　おもしろいね。人生の空白の時代っていうのがさぁ（笑）。人生の空白の時代があったら、それは病因に満ち満ちた時代と読み替えるんだ。それを頭に入れておいたらいいのは、「いやぁ、幼稚園のころのことは何にも思い出しません。何にもなかったんですよ」というのは、それは思い出したら大変だから忘却という箱のなかに仕舞われているわけ。だから、「そこをなんとか思い出しなさい」とやらないんですよ。思い出させようとするとガタガタっと具合が悪くなるからね。今の一緒にカウンセリングをしている機能まで侵されてしまうから。だから「そこは思い出さないいんですね」といって流しておいたほうがいい。

ケース提供者　そういうわけなので、中学校を卒業してから十八歳までは、わたしも特にきいていないし、たぶん誰もきいていないはずです。

十八歳のときにお母様が離婚手続きをしないまま、以後いまも連絡なく行方不明です。どこかにはいるんでしょうけど、ちょっとわかりません。

そこからまた二年間、わたしもきいていないし彼女も話していない二年間がありまして、二〇〇九年、彼女が二十歳のときにお父様が亡くなったんです。彼女はひとりになったわけなんです。たぶんお姉さん――お父さんが違う兄弟がいるんですけど、一緒に暮らしていなかったので彼女はひとりになっちゃいまして、亡くなったお父さんのお兄さん、彼女からみて伯父さんのところに彼女自身が連絡をして、伯父さんと彼女のつながりがそこで初めてできたというような状態でした。

そして、彼女はひとりになってしまったので伯父さん夫婦のところに身を寄せていたんですが、何カ月か経ったあとに伯父さんのおうちの近所のアパートを借りて一人暮らしを始めて、それと同時に生活保護を受給することになりました。

「他人と語すことができない。数年間まともに人と話したことがない」という主訴をもって当院に来たんですけど、ほんとに当時はぜんぜんしゃべれなかった。しゃべれなかったというよりもしゃべらなかった、っていうか、しゃべれなかったので、伯父さん夫婦がものすごい勢いでうちのクリニックに予約をとり、クリニックにものすごい勢いで来て、わぁわぁ何いっているかぜんぜんわからなかったんですけど、とにかく伯父さんと伯母さんがわぁわぁいっていてすごく騒いでいた、というふうなのは初診時の印象です。

いちばん最初に医師の診察を受けてもらうんですけど、そのときには彼女自身には目立った症状もないし、まぁお薬使って治すようなところもないので、「じゃあカウンセリングでいきましょう」ってことで数カ月のちにわたしとのカウンセリングが始まったというところです。

神田橋　疑問なのは、伯父さん伯母さんがともかく受診に橋渡しをしたわけだよね。そのときに本人も受診するということにどの程度意欲を持っていたのかなぁということ、これも頭のなかに置いておくんだ。

お医者さんが診て「お薬なんか出すようなことも何もないしなぁ」って思うんだから、伯父さん伯母さんは何をもとにそんなに一所懸命に病院にかかって、「なんか病気じゃないか？　治療する必要があるんじゃないか？」となぜ思ったのかってことが、もうひとつ疑問だよね。そのへんはまだ追求しないで、どんどん頭のなかに謎としてためておくといいんだ。

ケース提供者　なぜ伯父さん夫婦かそんなに大騒ぎをしてまでうちのクリニックに彼女を連れてきたってことに関して答えをいったほうがいいですか？

神田橋　あぁ、わかってたら教えてください。

ケース提供者　それは、やっぱり彼女が話さない、ほとんどしゃべれない、しゃべらないので、「これはおかしい！」っていってドタバタと来たわけです。うちの病院は最初に来たときに問診票を書いてもらったりとか簡単な心理テストをしてもらったりとか、待ち時間が結構あるんですけど、「まだ待たせんのか！」「まだか！」というのをすごくいっていました。

神田橋　それだとさ、レスポンスがないのを待てない人だよなぁ（笑）。

ケース提供者　そう。

神田橋　そしたら、自分が引き取ってやった姪が何もレスポンスしないとなると、実にどうも不愉快だろうな。不愉快だから「この馬鹿が」と思ってもいいんだけど、「馬鹿が」と思わずに「これは病気だろう」と思えば自分の不快感もいくらか収まるし、そういうことだろうな。短気モンで、情愛があって、というような人だろう。

ケース提供者　伯父さんたちは待てない人だねっていうのは、確かに、たぶんそうだと思います（笑）。

神田橋　おもしろいねぇ。そうすると伯父さんの頭のなかには、アル中で夫婦も壊れてしまったしょうもない弟の子どもをというのが頭にあって、「ああいうやつの子どもだから」とかなんとかいろんなことを思ったんじゃないかとも思うし……。まぁいいや。

ケース提供者　はい。で、二カ月位たったのちにわたしとのカウンセリングが始まったんですが、いちばん最初に、「困っていること」ですかねぇ、「ここに来るにあたってどうにか改善していきたいことはなんですか」ときいたときに、さっきわたしがいった「他人と数年間まともに語したことかなくて他人と話すことができない」というようなことを主訴として、「えっ！　なんですか?」ってききたくなるぐらい蚊の鳴くような声でいっていました、当時は。

神田橋　今のあなたの話のなかでいちばんひっかかるのは「まともに」ということですねぇ。「まともに」という言葉をこの子が使ったとしたら、この子のなかに「まとも」というイメージがあるわけじゃ、な。「まとも」というある物差しがあって、自分がそれからこのくらい外れているという自己測定があるわけでしょ。それは本人の言葉なのね、「まとも」というのは。

ケース提供者　そうです。

神田橋　だから、この自己評定があって、「まともに○○」ということは何かというと「病識」だよね。本人なりの病識。そうでなければ「しゃべろうがしゃべるまいがわたしの勝手です」なんていって、病識がない、問題意識がないわけだよな。

ケース提供者　その「まともに人と話したことがない」っていう「まともに」っていうのを、今から五年前のわたしはぜんぜんそんなこと気に留めていなかったので、彼女には申し訳ないんですけどそんなところはぜんぜん引っかかってても来ず、どうやってこの蚊の鳴くような声の人と何ができるのかなぁとか、ゴールはどこなのかなぁってことですごく困っていて、当時のわたしのいちばんの願いは、身寄りのない――まぁ伯父さんが近くにいますけど基本的には独り身のこの方が、ほんとに、他人に騙されないで生きて、犯罪に巻き込まれたりしない、ほんとに騙されないで生きていってもらえればいいっていうことだけしか考えてなくて――騙されないで生きていってもらうことがいちばんの願いで、それでどうしたらいいのかなっていうことが当初の大きな問題ではありました。

神田橋　ここに伯父さん伯母さん夫婦とセラピストという二組の人たちが、保護しようと意欲が高くなっているよね。この人を保護してあげたいと意欲が高まっている。これを似た者同士であると考えるよりも、このクライエントが、相手のなかに「保護したい」という気持ちを掻き立てるような特徴をもっているんだと思うの。

そして、その「保護しよう」という気持ちが、さほどアンビバレントな感じをもっていないから、この子はいわゆる「ひねくれた子」ではないということだ。ひねくれた子っていうのは、「保護されたい」というメッセージと「構わないで」というメッセージを同時に出したりするから、今度はこちらのケアテイカーもまたふたつの気持ちのあいだで揺れるようになるんだ。そうならないってことはなんだろうか？　この子は素直な被保護者の雰囲気を出すってことだな。これはなんだろうと思う。

どこかで学習しなければそういうものはないはずなんだよ。野良猫が家で飼われて、家のなかで甘えたりするような猫に変わるまでは相当の時間が必要でしょ。ひねくれて敵視するというのも学習で、それはもう必要ないんだという脱学習する時間も必要だ。

この人はそうでないから、ポッとおらんようになって行方不明になるようなお母さんとのあいだにそれが出てきたとは思えないから、アル中のしょうもないお父さんというのが甘え的な世界を子どもとのあいだにつくり、自分も甘えたり、甘えられたりするような世界をつくる人だったのかしらとちょっと考えてみる。そうすればそこにそういう学習社会ができて、そして今度は「まともに」というのが出てくる、「まともな世界ではない」父と娘の情緒共同体みたいなものが形成されていただろうか、というようなことをちょっと連想するわけよね。それが正しいかどうかは別としてね。

ケース提供者　最初に来たとき、彼女は二十歳だったんですけども、基本的にはすごくきちんとした服装をしていて、そうですねぇ、可愛いこけしみたいな感じの子でした。おかっぱで黒髪で、もし中学に通っていたら校則違反なんかしないかもしれないなというふうな感じの、まぁきちんとした――

神田橋　面白い言い方だなぁ（笑）。もし中学に行っていたら校則違反なんかはしないかもしれないなと思えるような感じ。はいわかりました（笑）。

ケース提供者　なんかおかしかったですか（笑）。

神田橋　面白いよね。ごく普通の真面目な中学生をしていた、というんじゃないんだよね。

ケース提供者　そうですね。きっと、スカート丈は決められたとおりに、決められた靴下を履き、きっと肩より伸びたら結ぶとかなんとかっていう校則があったら、たぶんそれどおりにしているだろうなっていう。

神田橋　そうでしょ（笑）。だから、校則に従ってごく模範的な中学生であったんじゃないかというんではなくて、あなたの表現では「もし行っていたら校則違反などはしないかもしれないような」っていうのはどうしてだろうねぇ。なんかあるんだよね。校則違反かなんかをして手におえないようなイメージのあるような人とは違う（笑）。それが面白い（笑）。まぁいちばん最初に思いつくのは、ヤンキーみたいなクライエントを何人か持っているということが、ひとつ考えられるね。はいどうぞ。

ケース提供者　可愛いこけしみたいな方でした。一回目からだいたい十回目くらいまでは、わたしも特に何をしていいかわからないというのもあって、簡単な日記をつけてもらおうかなとか、まぁコラージュ、描画なんかするのがいいのかなぁなんて、いくつか「こういうのどうですかねぇ」と提案はしたんですけども、彼女も決めることができないし、わたしも決めることができなくて、「じゃあしばらくはお話ということで」というふうにお話をしていきながら、どんな方法でやっていくのがいいか追々考えていこうと。

神田橋　これはねぇ、こちらの気持ちが引き裂かれるわけだね。この人は話ができるようになりたいっていうことがあるわけでしょ。それがニーズでしょ。したいことができない。「話をし合う治療をしましょう」というたら難しいわな。

　話をし合うことができるような補助が何かないかということだね。あなたがコラージュを考えたりしたでしょ。

ボクはよくこんなのをしてた。お人形さんをふたつ使って、そのお人形さんにしゃべらせるとかね。そんなのをしてた。自分がしゃべってるんじゃなくて、お人形がしゃべってる、とかね。
それから、本人が座って話ができないときに、どういう姿勢とか動き、なんか手足の動きとかなんかないの？

ケース提供者　ないです。

神田橋　じっとしてる？

ケース提供者　わりとこういう、べつにこうするわけでもなく。

神田橋　指先は？　握っているとか。

ケース提供者　わたしの席から見えない。

神田橋　見えるようにしておいたらいい。ボクはむかし、クライエントが手だけモジモジしてたから、あっこれは手を動かすことはできるからねと思って、一緒に鶴を折ったりしながら面接をするようにしたら話ができた人もいたね。だから、この子は身なりが整っているから、なんか服装の話とか、たとえばファッション雑誌みたいなのを見て、「こんなコーディネーションが好き？」とか、「そういうとこから話していくのはいいかもね」って提案してみるわけね。本人の得意分野から入っていく。

ロンドンで英会話教室に行ったときに実に素晴らしいなぁと思ったのは、英会話教室は英語ができない人、英会話ができない人が来ているわけじゃない？　それを英語で教育するんだよね。実に上手でしたね、そういう英会話教室の先生というのは。たとえば、紙をピッと破って、〝small, large〟っていってやるんだ。そして上にあげて。〝up, down〟とかね。そうやって教えていくんだね。たいしたもんだった。そういうのはわかるわけじゃない、「上、下」っていうのはね、そういう本人たちができることに英語という言語をくっつけて教えるんだよね。たいしたもんだなぁと思って勉強になった。

ケース提供者　話ということになったので、じゃあどういうふうな話題を振ろうかなと考えたときに、まぁ一般的なところから攻めてですね（笑）、歌とか音楽とかテレビとか本とかマンガとか、「雑誌なんかはどんなの買いますか？」とかそういう話をしていくんですけども、この方は歌や音楽は興味がない。そしてＤＶＤを観ることはわかったんですけども、じゃあどういうＤＶＤを観るのかということになると、ホラーが基本です。『ケイゾク』っていう——あっこれはホラーじゃないのかなぁ。『ケイゾク』とか『貞子』とかそういうホラーものを観たりして、わりとそういうものが多かったです（笑）。

神田橋　面白いなぁ。ほとんどボクが知らない世界（笑）。

ケース提供者　わたしもホラーがわからないので、話がちょっと……という感じで。

神田橋　「何かあなたが観ているＤＶＤがあったら持ってきてくれたら、それについて一緒に話すっていうのはしてもいいね」とかいうのはよいですね。それは向こうの守備範囲でしょ。向こうのテリトリーにこちらが入っていくことは、向こうが侵入される恐怖がある人ならばやめなきゃいかんけど、そうでなければ向こうのテリトリーにこちらが入っていくことは、向こうとしてはいい繋がりができるわけね。プロ野球の外国から来た選手なんかで「コンニチハ。ヨロシク」なんてぜんぜん意味わかってないんだけど、誰かにローマ字で書いてもらっていってるわけだよな。それで日本というテリトリーのなかに自分も早く入って親しい関係をつくろうというひとつのテクニックだ。

ケース提供者　そんなふうに十回くらいまではこちらが何かきいて向こうがこたえるというふうなやりとりが続きまして、うちのクリニックは基本的には五十分枠を一人にとっているんですが、いちばん最初に彼女に伝えたのは「三十分くらいから始めるほうかきっといいと思うから」ということで、このときは三十分でした。

神田橋　いいという判断をしたんでしょ。

ケース提供者　わたしが判断したんです。お互いのためにいいかなぁと（笑）。

神田橋　なんか理屈つけなきゃ。疲れないからとか、慣れるまでとか。

ケース提供者　そうですね。「最初は慣れないので三十分くらいから始めましょうか。二週間に一遍、来院する間隔を短くして時間を短くするほうがいいかなと思う」っていって、このときはやっていました。

まぁそうしたのはいいんですけど、なにせこっちが何かいって、向こうが細々と返してくるというやりとりだったので、どうにも困るわけですよ、こちらは（笑）。まぁ困ってまして、どうしたらいいのかなぁと思って、私は光元先生が講師でいらしているグループスーパーヴィジョンに出ているんですけど、あるときこのケースを出したんです。そのときに「絵本を使ったらいいんじゃないか」っていう話が出まして、そのときの、五年前のわたしは「絵本……？　えーっ……」というのが、やっぱり、「えーっ、今さら絵本……？」

神田橋　「えーっ、ほんと」とかいうんじゃない（笑）。

ケース提供者　「二十歳超えて絵本かぁ……」っていう。で、たぶんあっちは声に出して読むのは難しいかもしれない。ということは、わたしが読む。わたしが二十歳の女の子に絵本を読みきかせるというふうなことを想像したときに、なんか非常に自分で可笑しくなっちゃったっていうか、恥ずかしく――べつに誰も見てるわけじゃないのに、なんか恥ずかしくなってきてしまって、「絵本かぁ……。ああ、やだなぁ……」っていうふうに、ちょっと――

神田橋　恥ずかしいのはね、その絵本を読みきかせるという行動をあなたは恥ずかしい。誰が見てるわけでもないのに恥ずかしいというのは、たいていの場合は、やっている自分の振る舞いを自分が見ているんですよね。

ケース提供者　はい。想像したとき、「なんかいやだ、恥ずかしい」って思っちゃって（笑）。

神田橋　思うよねぇ、自分が見たとき。それはねぇ、つらいということでもないし――

ケース提供者　そうなんです。

神田橋　――苦しいということでもないし、なんだろう。

ケース提供者　なんとも不思議な。「えーっ」という、「やだ、そんなの！」という（笑）。その一言ですね、そのときは。

神田橋　その「やだ、そんなの！」というのは真実だからね。この真実を解明するのは、しばしば役に立つんだよね。あなたは絵本の読みきかせをかつてやったことがありますか？

ケース提供者　あっ、はい。

神田橋　誰に対して？

ケース提供者　月に一回、巡回相談で保育園に行くんですけど、そこで子どもにせがまれてやったことがあります。

神田橋　そのときは人も見てるわけだけど恥ずかしくありませんでしょ？

ケース提供者　相手は五歳児とか四歳児とかだったので。

神田橋　だといいわけですよね。そのときの五歳児に絵本を読みきかせをしているときの自分の雰囲気はどうですか？　しっくりしますか？

ケース提供者　しっくりいっていたかどうかはわからないんですが、特にべつに違和感はなかった。そんなわたしが恥ずかしいとはそのときは思わなかった。

神田橋　思わないでしょう。そうすると、その小さい子と自分との関係でそこにつくられている絵本の読みきかせの世界は違和感がないわけだよね。そしてそこに、巡回保育園のその場に、そのときの子どもたちの一人をのけて、空席をつくって、そのクライエントを持ってきて座らせるとするよね。そうするとほかは子どもたちがいるわけだから、それであなたが絵本の読みきかせを続けたとしたら恥ずかしいかなぁ？

ケース提供者　たぶん、わたしのなかで「だって二十歳だよ」っていう——だから相手が馬鹿にされているように思うんじゃないだろうかとかさ、そんなこといって相手の機嫌が悪くなったらどうだろうという心配があった——わけではないのよね？

神田橋　「だって二十歳だよ」っていうのがあったんです、そのとき」

ケース提供者　あぁー、今いわれて気づいたんですけど、もし彼女にあるとき絵本を持っていったときに、患者さんが「えー、絵本……」みたいなふうになったらちょっと怖いなっていう気持ちはたぶんあったと思います。

神田橋　「なったときに、怖いな」でしょ。「なったときに、怖い」というのはないのよ。「なったときに、何か自分の反応が起こって、そういう反応が起こってくると怖い」んですよ。何が起こるだろう、向こうが「えー」とかいったときに。

ケース提供者　もしそうだったら、そうですね、「せっかく考えて持ってきたのに」とか「せっかく選んだのに」とか、そういうふうな気持ちはしちゃうかもしれないです。

神田橋　ね。だいたいわかった？　子どもに絵本を読んであげるときの読んであげる人は、子どもの世界に入る。そうすると、子どもの世界に入っているときに、相手が子どもだと、これで自分も一緒の世界でさ、子ども的世界にいるわけでしょ。それが、相手が子どもでないと自分一人だけ子どもの世界じゃん。向こうが同調してくれないんだったらね。恥ずかしいよね。恥かいたっていうことで恥ずかしいよね。それは——あなたが今度は逆に絵本の読みきかせをしてもらった記憶というのはありますか？

ケース提供者　あっ、はい、あります。

神田橋　そのときの自分の雰囲気が出てくるわけ。こっちが読みきかせているときに、こっちにも自分が読みきかせをしてもらったときの子どもの雰囲気がよみがえる。それは外から見られてたら恥ずかしいようなもんだ。だから、そのときの恥ずかしいという心の動きは、懐かしいような気持ちを含んでるんです。

これを相互退行っていうの。相互に退行している。相互に退行することをなかなか治療者ができないと、退行することが必要な状態にある患者が退行することができないのよ。たとえば、ちょっと甘えたいような声で話をしてくるクライエントが話をしてきたときに、こっちは一緒にそれに調子を合わすことができなくて、「今日はどうなさったんですか」とかいったりして、相手の甘えをパッと拒絶してしまうのね。それは、こちらが、自分が退行していくことへの抵抗があるから。そのことは治療者が――なんていうかな、「治療者、治療者」していようと思うから。その種の治療者を支える――支えるというか、合理化、理屈づけするのに、精神分析の「中立性」という言葉が非常に寄与して、そしてどんなにクライエントが退行しても、こちらはそれに調子を合わせないで中立の位置にいることによって、たくさんの治療の有益なチャンスが失われているんです。

調子を合わせて退行するということが、むしろいいんです。いいけれども常にいいとは限らんから、「今そうしていいかな？」と思わんといかんのよ。「今それをしていいかな」っていうのは相手の条件に対していってるわけで、「恥ずかしい」とかいうのはこっちの条件でやってるわけだから、自己中心的なことになる。だけど今度はこっちが「恥ずかしい」と思ったのは、「これは甘え的な関係をクライエントのあいだにつくりだすということで、やっていいだろうか？　やれるかな？」とかね。向こうがついてきてくれなかったら、向こうが大人でこっちが子どもみたいな関係になっちゃって、いやぁになっちゃうからね。

ケース提供者　そうそう、そこですねぇ（笑）。はい、そこだと、ね。

神田橋　あぁ、わかってもらえてよかった（笑）。

ケース提供者　はい。一週間二週間、悩みに悩みまして、とにかく当時のわたしは恥ずかしかったので、絵本を大人が大人にむかって読みきかせるということを想像するととても恥ずかしかったので、どうしようか考えてたんですが、でも、「これやるしかないだろうな。これやってみて、だめならまた考えよう」っていうふうに思いまして、することにしたんです。クリニックにたまたま『ぐりとぐら』があったので、「じゃあ、これにしよう」と思って――

神田橋　あのね、「これっきゃない」「いいだろう」「それから考えよう」というと勇気の問題でしょ。そういうことは治療者にはしょっちゅうあるんだ。あるときにどうするかというと、あなたが「いくっきゃない」と思って、本を図書館で探したかなんかやったでしょ、そのプロセスはこっちが一人でやってるわけじゃん。そのプロセスにクライエントも参加させるようにするというのがひとつの方法なんだよ。

それはどうするかといったら、「このあいだ、われわれの勉強会であなたのことをちょっと話したら、絵本の読みきかせはどうだろうかっていうような話が出たんだけど、どう思う？」とかいって、「ちょっと試しにやってみる気があれば、使える絵本はどんなのがいいか一緒に選ばない？」っていう。そうすると、「気恥ずかしい」とか「やるっきゃない」「やるぞ」「覚悟を決めて」とかは必要なくなるでしょ。

そういうふうにして勇気や気力を高めてやるところをどんなにして減らしていくかの工夫が、技法を自分のなかに育てていくわけ。技法がなければ――筋肉と情熱だけでやれば技法はないわけ。技法というのは、自分は力仕事になるところをどういうふうにすれば力仕事でなくなるか、と考えて。そうすると技法が自分のなかで生み出されていくチャンスになる。

ケース提供者　図書館で探したりとかしまして、最終的にうちのクリニックにあった『ぐりとぐら』にしたんですけど、それを面接に持っていって、「二人で楽しめるものをちょっと試してみていこうかなぁと考えた。そのひとつが絵本です」というふうにして出して、最初わたしが読みました。そして、気に入ったページについて選んでもらったり、どこがおもしろかったかなぁと感想を、細々とですけどいいあう回が何回か続きました。八カ月くらいですかね、そういうセッションが続きました。

八カ月くらいたったときに、ふと思いまして、絵本を一文ずつ――わたしだけが読むんじゃなくて、一文ずつ交互にどうかなぁと。なんかそのほうが一緒に読んでるふうに思う――そんな感じがするので、「一文ずつ読んでみましょうよ」みたいなふうにしました。そういう一文ずつ読んでいくっていう――

神田橋　少し整理してあげますね。「絵本を読む方法はどうだろうか」という提案をして、そして本人とのあいだに「じゃあ、それをやってみよう」となるのは、これは何かといったら治療契約なんだ。「そういうのをやってみよう」「やりましょう」という治療契約。

治療契約というのは箱庭の枠なの。枠がはっきり取り決めができれば、そのなかで退行現象が起こることが許容される枠なんだ。それから今度は、「交互に読むというのも何か新鮮で生き生きしたものが流れてくるような気がするからやってみたいような気がするけど、どう、やってみる?」とかいって、「じゃあ、やってみましょうかね」と向こうも同意すれば、これがまた新たな治療契約になる。治療契約のなかでまた退行現象が――退行現象というのは――治療契約は感情を伴わない、かなり理性的な世界だ。そのなかで動いてくるものは感情がわきたってくるから、それは全部箱庭のメタファーで使える。箱庭の枠をつくって、そのなかで感情が動いていく。いつも治療契約の合意のもとで何か退行的なものを起こすということを心がけていけば、心理カウンセリングは危険がないし、発展性があります。

その治療の枠について疑義が患者のほうからくる、「もうこんな、やったりとったりするのいやです」とかいったらやめる。やめて、もしできたら、何がいやだったかを話題にして、こっちも納得してやめる。じゃあ今度はどんな方法がいいかというと、「このやり方はいやです」といった人は「こんなやり方のほうが好きです」「こんなやり方ならやれると思います」とアイデアを出す能力が必ず高まっているわけ。だから今度は、向こうのほうからアイデアを出してもらってするとかいうふうにするのね。そんなにして情緒的なやりとりを枠のなかで展開させていくようにするのがコツで、そうして展開したものがまた理性的なもののなかに吸収されていけば、さらに上質の治療的な契約、枠組みが育っていくわけです。

カウンセリングとは何かというと、枠のなかでいろんな情緒的なものがわきたってくることは方法であって、治療の目標はいい枠がつくれる人になっていくことです。上等な枠がつくれるようになっていくことが治療の目標なんだ、ほんとうはね。つまり、人間関係のなかで合意に基づく約束事というのをつくることができて、それを互いに守っていけるようになると、健康な人ってことだ。

ケース提供者　交互に読むという面接が半年ぐらい続いたあとに、またふと思いたちまして、「今度は彼女に自分が読みたいなと思う絵本を借りてきてもらおう」というふうにしたんです。それは、彼女は当時、生活の仕方が――普通に生活は規則正しくできるんですけども、生活の活動範囲が「おうちにいる」「クリニックに来る」「スーパーへ買い物に行く」だけだった――たまにおじさんとどこかへ行く、ほんとごくたまに。それだけだったので、じゃあ図書館にいってカードを――

神田橋　おじさんはそれ以降なんか文句いってこない？

ケース提供者　何をですか？

神田橋　クリニックに——

ケース提供者　いってこなかったです、それ以来。

神田橋　おじさんとのあいだに会話が増えたから、焦らないで、「あぁ、これはクリニックに行っていれば少しずつ物をいうようになりよるわ」と思ったわけだよな。だから効果があがっているんだ。あがってなければ「治療っていって、何をしてるんでしょう?」といいにくるはずじゃ。

ケース提供者　そうですね、わたし、一回何かいわれるかなと思ったんですけど、乗り込んでくることはなかったですね。

神田橋　うまくいってるっていうのはそういうことだよね。だからごちゃごちゃ焦っていってくる人がいれば、その人が体温計代わりじゃな（笑）。「何もいってこないから平熱なんだろう」って。

ケース提供者　半年たったくらいに、生活活動範囲が「クリニック」と「おうち」と「時々おじさんのところ」と「スーパー」ってふうだったので、「じゃあ図書館に行ってカードをつくってみてください」っていったんです。

神田橋　おもしろいよねえ。あなたはそういうやり方をいちばん最初に提案しないわけだから、本人の行動力っていうかな、社会的な機能の能力が高まっていると判断しているわけだ。

ケース提供者　たぶんどっかで（笑）。最初から「借りてきて」ってわたしがいわなかった、ってことですよね。

神田橋　うん。

ケース提供者　最初わたしが準備したんですよね。

神田橋　うん、いわなかったでしょ。

ケース提供者　そのときはきっと「借りてきてというのは酷だろう」とか、「ちょっと可哀想かな」とか、「できないかもしれない」っていう判断を、まぁしてたのかもしれないですかね。

神田橋　おもしろいなぁ、あなたは。本質として治療者なんだろうねぇ。アセスメントのほうに能力の高い人はあまり治療者をせずにテスターをやったらいいんだろうと思うけど、あなたもちゃんとアセスメントはしているんだよね。してているけれども、それはあまり意識には上がらず、「これくらいやれそうだ」とかいってするわけ（笑）。だからアセスメントをして報告書を書いたりするのはきっと苦手だろうと思う（笑）。

ケース提供者　おっしゃるとおりです。テストするのはいいけど、あんまり書けないです。

神田橋　普通のお母さんたちの子育てを見てたら、「この子をちょっとお使いに行かしてやろう」と思うのはさぁ、「この子はずいぶんああいうのもできて、これもできて、ずいぶん能力が高まっているから、スーパーのときはこのくらいの社会的能力の高まり具合だったら牛乳を買いに行かせることは可能であろう」とかいうように考えないんだよ。なんとなく無意識に「できそうね。ちょっと頼んでみようね」っていうじゃん、な。そのレベル。

ケース提供者　そうなんですかねぇ（笑）。

神田橋　だから、アセスメントは無意識裏におこなわれる形の心理療法だ（笑）。それがいいのよ。だけどこの浮世だから（笑）、ちょっとアセスメントの能力も身につけてください（笑）。そうせんと、治療はうまくいきました、報告は「なぜうまくいったんでしょうかねぇ。なんかやってたら、そのうちごちゃごちゃしてよくなりました」とかいって（笑）。学会なんかで発表しなければいいけど。患者さんたちには評判が良いけれど、専門家の集団のなかではけちょんけちょんにいわれるようになるから、ちょっとはそういうのも覚えたらいいです。

ケース提供者　きかれてもわからないことのほうが多いです。わからないというより、言葉で説明できないことがあるので――

神田橋　言葉で説明できる人はたいてい治療が下手で（笑）。このへんで休憩しましょう。あなたも疲れただろうと思うから。

（休憩をはさんで）

神田橋　はい、いきましょう。

ケース提供者　そんないきさつで図書館でカードをつくってもらって、「あぁつくれたんだ」ということで、「じゃあ次はあなたが読みたいなぁと思う本を借りてきてください。それをここでまた一緒に交互に読みましょう」っていうふうにしまして、彼女は自分で選んで借りてきてくれるんですね。

彼女が選ぶ絵本っていうのが、結構いい話が多く――これはわたしから見た感想なんですが、『こんとあき』というキツネのぬいぐるみがあきちゃんという女の子と一緒におばあちゃんちに行って、あきちゃんがなんかピンチになっても「だいじょうぶ、だいじょうぶ」っていってくれる絵本とか、『どんなに　きみかすきだか　あててごらん』とか『いつまでもすきでいてくれる』とか、そういう結構ちょっといい話が多いんですね。

そんなこんなでしているうちに、何回かしたときに、彼女が「人と接するのを試してみたい」っていうんです。で、「あ～」と思って、「う～ん、どうしようかな……」と思って、いくつかそのときぱっと浮かんだのは、彼女に合うような場というのを考えたときに「若者サポートステーション」、高校行ってないので「高校」、「病院のデイケア」の三つがあがったんだけど、いろいろ自分で想像してみると、病院のデイケアは少し違うような気がしたので却下ということでやめて（笑）――

神田橋　そういうあなたの、非常に本人のためを考えての思考プロセスに本人を参加させてあげていない。

ケース提供者　そうですね。

神田橋　そういうのは「おんぶにだっこ方式」っていうやつだな。やっぱり、できるだけ参加させるようにね。

ケース提供者　それは自分のなかでは消しちゃったんですけど、彼女にじゃあ人に接する場として病院のデイケア――自分のなかでは却下なんですけど、「一応病院のデイケアがあるんだけど、これはあなたに合うかどうかわたしにはわからない。少しイメージと違うかもしれない」というようなことを伝えて、高校と若者サポートステーションっていうのがあって、この方生活保護なので、「もしかしたらほかにもあるかもしれないから、担当の人にもちょっと相談してみて」っていうふうにいったんです。

神田橋　ケースワーカーにね？

ケース提供者　そうそう、「ケースワーカーにいってください」っていったら、彼女は生活保護のケースワーカーに相談してきまして、でもあんまり上手に見つけられなかったっていうことだったんです。高校は、彼女はやっぱりちょっといやっていうか、あんまりというふうな反応で、「じゃあ若者サポートステーション、ちょっと行ってみるかねぇ」という話をしたんですね。カウンセリングの部屋にパソコンが一台あるので、そこで若者サポートステーションを検索して、「こんなところみたいだね」って一緒に見て、「行き方はこうだから。パンフレットがあるから、これを持って試しに○○まで行って来てみて」ってわたしがいったんです。本当はできればついて行きたいというか、お母さんじゃないですけど柱の陰からついていって「行けてるかな、行けてるかな」って確認もしたかったんですけど（笑）、それはちょっとできないので、「まぁ、ここまで行って来て」って――

神田橋　ついて行きたいと思うことはとても大事ですね。そして、思ってそれをしないということが大事ですね。思いだけで手を出さない。そこで踏みとどまっている。初めからそんな気持ちがわかないのはなんかしょうもない。それを表しているのは「初めてのおつかい」――

ケース提供者　それをいいたかったんです、わたし（笑）。

神田橋　気になって、ついて行かない。誰かがそばから鞄のなかにカメラを入れて（笑）。はい、いきましょう。

ケース提供者　それをやりたいぐらいでしたけど、それはわたしのちょっと役割ではないのでそれはしなくて、「とにかくこの場所まで行って、下見をしてきてごらん」っていって、彼女も素直に――

神田橋　だんだん上手になったらこういうふうにするんです。「その場所に向かって近づくにつれて自分のなかの気分がどう変わるかをみて、そしてその気分をみて、これ以上無理だなぁと思ったところで引き返す。そうすると、そのことで一番重要なのは、そこに近づくにつれて自分のなかで起きてくる気分ちの変化を覚えておいて、チェックして、そしてわたしに報告してくれて一緒に考えるということが、今回の試みのなかでもっとも大事なことです」って伝えるんですね。

それはカウンセリングというものは自己モニタリングが伸びていくっていうかな、上達していくことなんだというメッセージになるよね。自己モニタリングができない人と話をしても何もつかめないもの。試すというのはそういうことだといってください。そこに到着したかしないかではないんです。到着したかしないかは本人の生活にとっては大事だろうけど、カウンセリングにとってはそうではないんですよね。少し違う。

ケース提供者　彼女はサポートステーションの場所まで行って帰ってこれました。「じゃあ、本当に気持ちが決まったら、そこの場所に本当に自分が行こうって思ったら予約しましょう」っていうふうに――

神田橋　この子には「本当に」っていう言葉を使っても害がないけれども、害がある人が多いですから、「本当に」

っていうのはあんまり使わないはうがいいでしょう。「本当に」っていうと、「わたしのいってることや心の動きには嘘もあるというふうに先生は思っているのかしら」と思う、悲しい人がいる。ときどきそんなのがある。「これこれこうして、できました」っていうので「あらほんと!」っていったら、「嘘じゃないですよ」っていう人がいる（笑）。機嫌が悪くなる人がいる。

ケース提供者　その間も彼女が借りてきた絵本を一緒に交互に読むということはずっと続いていて、そのうちに彼女も気持ちが決まって、「サポートステーションに行ってみようと思います」っていうことで実際に行って、担当者に会ったりして、今後の予定というのを決めてきました。そこから以降はサポートステーションのプログラムに乗って、イベントに出たり面接をしたりして、就労体験というところまでたどり着くんです。カフェがあって——サポートステーションがやっているんでしょうかね、カフェがあって、そこで週三日就労体験をするってとこまでこぎ着けるんです。

ちょうどその頃の彼女の持ってきた絵本というのが『ネコのとこやさん』といって、ネコが飼い主の床屋さんの仕事をまねるという話だったんですね。それ以降、絵本は卒業しちゃったんです。

神田橋　こんなふうに思っていいの？　絵本のテーマがね、「思いやり」「支えあう」という「気持ちのふれあい」とか「助ける」というテーマから、「成長」とか「学習」というテーマに変わったんだと思っていいのかな。そこに来たら絵本の役割は終わったと考えていいのかな。それであなたの気持ちとしてしっくりしますか？

ケース提供者　そうです。

神田橋　それならそれで正しいでしょう。何しろあなたはアセスメントしないから（笑）、こっちがアセスメントして「それでよいでしょうか？」っていって、「はい、いいです」ってあなたがいってくれれば、それでいいわけだ。

ケース提供者　それ以降、なんだかんだあって、絵本を卒業してしまって、サポートステーションで「障害者手帳をとったほうが就労するときにいいから」ということで手帳を申請することになったんです。

神田橋　誰が思いついたんですか。

ケース提供者　サポートステーションの方が。

神田橋　そうなのよねぇ。どうしてもこの子は、なんかこの子のためにしてあげたい、アイデアを出してあげたいという気持ちを無意識にサポート役の人にかきたてる力があるのよね。これはすごいね。被保護者能力だね（笑）。

ケース提供者　手帳を申請するのに、資料として書くためもあって、一回知能検査をしようかなと思いまして、意見書はドクターが書いてくださるんですけど、ドクターもほとんど会っていない――わたしだけが会っている状態なので、知能指数とかを書くと、もしかしたらいいのかなぁと思って、あっこれも参加させていないんですけど、患者さんを（笑）――とることにしたんです。そのときに、初めてなんですけど、わたしが知能検査をするときにすごく悩んだというか、具合が悪くなっちゃって、風邪をひいちゃったんですね。めったにこんなことはないんですけど、知能検査をするかしないか――するんですけども、「することはわたしのなかで決めた。だが」というところで（笑）、「だが、ちょっと、あー、う〜ん……」と思っているうちに風邪をひいてしまって。

神田橋　知能検査というのが、本人にサービスになるという位置づけがなかったからだろうねぇ。今までは何か直接――本を借りてきませんか、図書館のカードをつくってみませんか、と全部本人の能力を高めるためのサービスだよね。ところが、初めてここでアセスメントが出てきたんだ（笑）。

ケース提供者　そう、現実を知るっていう、彼女の現実を知るっていう。

神田橋　アセスメントは自分も好みじゃないし、本人は測定をされることでなんの利益があるだろうか、というふうに思う。しかし、やはり全体からしたらしておくほうが報告書を書くうえでも必要だよな、と思う。そこで今までと方針が違うから具合が悪いんだ。

これは簡単なんだよね。「あなたは自分の知的な能力はどれくらいあるか知りたくない？」とかいってきけばいいんだ。「知りたい」っていったら、「自分でできんだろうから、わたしがしてやろうと思う」っていったらいい。そしたらサービスになる。本人が自分のアセスメントをするという作業を、こっちは下請しているだけだ。下請だと、「自分の能力はこういう点は優れていて、こういう点はダメなんだなぁということを知りたい」と本人がいったら、「そうですか、それなら測定してあげましょう」とかいって、こっちはサービス業で、向こう——施主にあわせてこっちが建築しているのと同じでしょ。そうすると熱も出なかったかもしれない。

ケース提供者　知能検査をして、手帳を申請して、手帳も交付されました。

神田橋　知能検査はどんなだったの？

ケース提供者　ＷＡＩＳⅢだったんですけど、言語性は77（境界線）って書いてあって、動作性74（境界線）——あっ、これはわたしがとったんですけどね（笑）——、ＩＱ73（境界線）って書いてありました。

神田橋　あんまり凸凹はないの？

ケース提供者　凸凹はあります。群指数は、言語理解のカテゴリーが86（平均の下）、知覚統合——

神田橋　全部いわなくていいけど、いちばん出来が悪いのは何？

ケース提供者　いちばん出来が悪いのは作動記憶ですね。それがいちばん悪かったですね。

神田橋　どのくらい？

ケース提供者　56（特に低い）。処理速度69（特に低い）。このふたつが特に悪い。

神田橋　本人もそれを知っておけば、自分の苦手な部分を認識できれば、それが役に立ちます。本人が自分のことがわかるわけだから。そういうふうにテスト結果を丁寧にフィードバックしてあげるってことはサービスだね。

ケース提供者　この検査の結果を本人にも返しまして、「こういうこと苦手ですね」「こういうことだったらできると思う」というようなことを返して、なんだかんだで回数が過ぎていきました。

神田橋　この子は知能指数はもうちょっとあがるよね。

ケース提供者　だといいなぁと思います。

神田橋　知的な水準を発揮していくようなトレーニングの場が少なかったからね。今からもうちょっと頭がよくなる。

ケース提供者　それが過ぎまして、彼女もサポートステーションの就労体験のプログラムとか、餅つきのイベントとかそういうのにも乗っていきまして、最初週三だったのが週四になりなどして回数が過ぎていったある日、ちょうど去年の四月にサポートステーションの花見に行って子どもとドッジボールをしたという話をしたあとに、就労体験のカフェで毎回レポートを書くんですけど、「なんとなく自分の書いている文章が浅い気がする」っていったんです。それで「う〜ん……」となって（笑）、「それがどういうことかな……」と――

神田橋　「浅い」というのはセルフアセスメントじゃん。「浅い気がする」というのは、ひょっとしたら「もっとできるはずだ」とかいうのでしょうね。知的障害者の人が作文を書いて、「わたしの作文は幼稚だ」とかいって悩んだりせんよ。評価して悩むのは可能性があるからの場合が多いんですよね。何かこの人のなかに向上欲のような、向上する可能性があるということを無意識が――前意識が、察知していることが、このような自己不満足感を生み出しているわけだな。

ケース提供者　「浅い気がする」といったんで、「どういうことなのかな？」ときくと、「使える言葉を増やしたい」

っていったんですね。

神田橋　みなさん、使える言葉を増やしてね（笑）。みなさん、使える言葉少ないよ。「すごく」ってしょっちゅういう人がいるでしょ（笑）。「すごくいいわ」とか。こちらに与えるインパクトが大きい何かを見たときに「すごく」とかいうというような――もうちょっと語彙が少なくなれば「まじっ！」とかいったりするようになる。増やしてね。

ケース提供者　わたしもそんなに語彙が豊富なほうでは――

神田橋　ないね。

ケース提供者　ないんですよ（笑）。

神田橋　あなたはひとつの言葉をいろんな音調で使い分けることによってコミュニケーションを上手にしているけど。そのほうがカウンセラーとしては本物なんだよ。治療者としてはね。赤ちゃんと話をするときに「君はいま表情が曇りがち」とかいったってしょうがないじゃない。「あら、どうしたの、どうしたの」というよね。まぁそれでいいんだ。まぁ語彙が増えるのもいいよな（笑）。

ケース提供者　彼女が「使える言葉を増やしたい」っていったんですけども、どうしたらいいのかなぁというのがまたわかりませんで、一年前のわたしは。で、ここでグループスーパーヴィジョンをちょっと頼りにしたんですね。そこでいろいろ話をもらって、いろんな意見が出たなかで自分で考えて最終的に決めたのはドリル――国語のドリルをしようということ。ただ、何年生からやるかというのが問題で、なんとなく（笑）――

神田橋　なんとなくのことはないよ。この人は不登校が始まったのはいつだっけ？

ケース提供者　小学校六年。

神田橋　だから五年のあたりのドリルからやり始めると――

ケース提供者　そういう根拠はなく、なんとなく五年を選びました（笑）。

神田橋　全部根拠は無意識にしている（笑）。それで正しい結果は出ているわけ。

ケース提供者　それでいそいそと五年のドリルを買って、次の回に持って行って、「前回、これこれこういうことであなたがいっていたのでドリルをやりましょうよ」。そして始めたんです。そこから寺子屋になりまして、二週間に一遍来ては五年生のドリルを解くという回が続いていて、そしてあるとき、またわたしのなかでふと思いついたことがあって、いつも彼女が解いているのをぼーっと見ているんですけど、ふと「あっそうだ」と思って宿題を出すことにしたんです。どういう宿題かっていうと、二週間間隔があるので、次のカウンセリングまでの二週間――

神田橋　あれはしなかったの、ドリルの結果を声を出して読むのは。

ケース提供者　あっ、それもやったんです。文章を書き写してもらって、わたしがそのノートを見て、彼女がドリルの文章を読んで――あっ、音読をしてもらうってことはずっとやってます。

神田橋　そうしないとね。この人「話したい」っていって来てるから。

ケース提供者　そうそう、忘れてました、すみません。そう、読んでもらってます、問題文を。問題文を読んでもらって、というような回数を重ねていって、あるとき思い浮かんだのが、「二週間のあいだにあったことをいつも使っているノートに、まぁ感想文というか、こんなことがあってどうのこうのというのを書けたら書いてきて。一行でもいいから」という宿題を出した。で、やってくるわけですよね。最初はやっぱり一行二行なんですけども――彼女、伯父さんがいますよね。お父さん側の親戚が茨城にいるんです。夏休みと正月にときどき泊りに行くんですよね。あるときそのことを書いてきたということがありまして、「そこでいとこが産んだ赤ちゃんと遊びました」とか「バーベキューをしました」「カフェで今日はこんなことをしました」「今日は地下鉄に乗って就労体験場まで行きました。

わたしは地下鉄が苦手です。どうしてかというと、空気がよどんでるように思うからです」とか――

神田橋　よどむという言葉は結構高級な言葉だよな。

ケース提供者　そうですねぇ。わたし、使えないです（笑）。

というふうに段々行数も増えてきまして、そうこうしているうちに今度は就労先でも算数の勉強をスタッフの人が教えてくれるということになりまして（笑）、あっちでもこっちでも彼女は勉強しているという今状態です。

神田橋　それでまたしばらくしたらテストをやるといいよね。あがると思うよ。

ケース提供者　そうですよね。

神田橋　あと十分なんだね。あと十分だけど、これは終わり？

ケース提供者　だいたい終わりです。今いったとおり、彼女は就労先でも勉強し――あっ、週五になったんです。就労体験は週五になって、ほとんど無遅刻無欠席ですし、忘年会に出るとか。意気揚々というふうじゃないんですけど、細々とそういうのにも出たりしています。

一度は就労先で、身だしなみっていうんですかね、何かをつくるときに三角巾をするとかエプロンをするとか、爪がどれくらいとか髪の毛をどう結ぶとかがあるらしいんですけど、それの見本になったっていってました。この人は写真を撮られて――

神田橋　手本っていうほうがいいかもしれないね。

ケース提供者　あぁ、そうですね。お手本ですね（笑）。こういうふうに身支度をするようにっていうお手本になったっていうふうにいっていました。そんなふうに進んでいるケースです。

ごめんなさい、もうひとつ大事なことを忘れていました。そんなふうに進んでいて、ついこのあいだは、就労体験先でひとりよく会う女性がいるんですって。二十超えたくらいの方。「その人と横浜に約束をして行ってきました」って。彼女は自分から声をかけるということはなかなかできない人だし、「それは自分もまだできません」っていっていたんですが、相手から「アドレスを交換しましょう」っていうふうにいってきてくれて、「向こうからそんなふうにいわれたことがとても嬉しかった」というふうに宿題の作文に書いてあって、その女性と一緒に横浜で遊んできたというのが最近の経過です。

神田橋　「嬉しかった」っていうのがあるでしょ。お手本になって嬉しかったとか得意だったとかいうのはないんでしょ。お手本になりました、でしょ。

ある事象に対して、それにマッチした自分の感情反応が意識されて記述されてきたでしょ。これでこの人の――われわれが普通のカウンセリングでテーマになるのは傷つきの体験なのよね。傷つきの体験、悲しみの体験、怒りの体験。そんなものはこの人の人生のなかに山はどあるわけ。もうあふれてるわね、豊かにね。だけどそれを自分の体験として言語で記述したり、相手に訴えたり理解してもらおうとしたりする、言語を用いたカウンセリングの基礎的な道具が備わっていなかった人が備わってきたので、この「嬉しかった」っていう表現はいよいよこの人が自分の辛かったことや悲しかったことを言語で訴えるという形の通常のカウンセリングのための準備が整ったしるしなんだよね。それが「嬉しかった」という言葉なんだ。そうすると次は「悲しかった」。

だからいちばん最初に「嬉しかった」ということが出てきたことは、すごく切ないんだ。なぜかといったらレアな体験だったんじゃないかということ。いろいろこの子はしてもらっているでしょ。してもらっているけど、そのときには「嬉しかった」とは出ていない。きっと嬉しかったに違いないんだけど、自分の感情としてなかにわいてきたものに「嬉しかった」という言葉を貼りつける――フォーカシングでいうハンドルをつけるという能力がなかったわけ。

それが、ハンドルをつけることができるようになったから、今から普通のカウンセリングがスタートするという曙みたいなもの。ふーっとそういうものが匂ってくるところで今終わっているわけだね。

だから今度は、こちらが方向づけをする――今までしてきたじゃない――方向づけをするということをだんだん減らして、向こうの内側からの――「もっと字を覚えたい」といったときのような、本人のなかから出てくる動きについていく形でやっていくと、だんだんと辛かった体験とかそういうのが表に出て語られたり、それとともに、それだけ言葉にならずに――抑圧というのじゃないんだと思うな――言葉から切り離されていた体験が浮き上がってくると、次に出てくるのは言語活動よりも心身症が出てくると思うんだ。そういうことだと思って見ていてください。これで身体の症状が出てきたときに初めてドクターとつなぐということができるんです。ドクターは身体を診るのが仕事だからね。そんなふうにして今からカウンセリングが始まるように実に順調にその準備が整えられたという治療段階だと思うね。

それで終わろうと思うけど、まだ五分あるから、あなた何かいうことない？　感想でもいい、なんでもいい。

ケース提供者　困りますねぇ（笑）。当初このケースを始めるときにはこんなふうになるとは思ってなかったんです。

神田橋　そりゃ思わん（笑）、誰も思わん。そう思えたら大変なことだ。

ケース提供者　とにかく騙されないで生きていってほしいという願いだけだったので、こんなふうになるとは思わず、ここまで続くとも思ってなかったんで不思議――

神田橋　ほかのカウンセラーだったら続かない、続かなかったと思うよ。

ケース提供者　不思議な、とても不思議なんです。いちばん最初にいったんですが、彼女がサポートステーションに行くと決めてからは、まぁ困ることもわたしもあったんですけど、「どうしようかな」と困ったり悩んだりすることはあったんですが、でも基本的にはやっぱり、彼女が行く方向について行ってるだけという感じも持っていたので、すごく不思議なケースですが、それを先生にみてもらうとそうなるんだなぁと（笑）。「『そうなるんだなぁ』の『そう』はなんですか？」っていわれても、たぶん今はいえない（笑）。

神田橋　ここにいる人たちでもあんまりいえないと思うよね。あなた、もう十何年やってるんだけど、何例くらいやってんの？

ケース提供者　何例って？

神田橋　今、何例くらいやってんの？　同時並行的に。

ケース提供者　どのくらいでしょうね、数えたことがないので。

神田橋　クリニックだけですか？

ケース提供者　クリニックと病院のデイケアと、さっきいってた保育園ですね。でも何例っていうと、ちょっとわからないですね。（笑）あの、数も――

神田橋　数えたりしないね。わかりました（笑）。

今のあなたの特徴を薄めないでやっていってください。多くのカウンセラーはこの傾向が薄くなってるから。ついて行くということや発語――声に感情を込めるということや、それから何よりも身振りで表現するということや、そういうのは全部――だんだんと重傷な患者が増えてくるから、特に発達障害圏の人が増えてくるから大事よ。だってこの人は絶対愛着障害があるわけだからね。それが出てこないでしょ。愛着障害が表に出てこないのは、おそらく全体の知的なレベルが上がってくると愛着障害として出てくるようなものだと思う。発達障害もありそうで、発達障害はお父さんではなくてお母さん由来のものではないかと思いますね。

まぁ今からいろんなことが出てくるけど、今までのもののほうが、より心理療法的には豊かです。今から出てくることは、もうすでに多くの人がレポートでいったり話し合ったりしているようなこと。この準備段階は、ここに来ている人たちは「あぁ、こんなふうにして治療がやれる人に育てていけるんだ」ということを学んで帰ってほしいと思います。

はい、終わりましょう。（会場拍手）

（二〇一四年六月記録）
（ちばの集い　七巻）

〔二〇一八年追記〕

光元和憲氏の主宰される「ちば心理教育研究所」の招きで、一九九四年から二〇一五年まで年一回泊り込みの研修会を続けました。その記録は「ちばの集い」として一巻から七巻まで出版されており、研究所のホームページで購入できます。

ボクの公開スーパービジョンの実録はほとんど出版されていませんが、「ちばの集い」にはいくつか収載されています。

このケースは「控える」という方法で軽い発達障害や愛着障害を処理してきた例であり、前向きの意欲が出てきたのでいよいよ不器用な部分がテーマになってきましょう。

精神病院に入院して大量の抗精神病薬で抑え込まれて無理矢理に「控え目」にさせられている発達障害の人の抗精神病薬を減薬してゆく際にこのケーススーパービジョンが格好のヒントになると思います。

第三部　発達障害を読む

書評『子どものこころの不思議──児童精神科の診察室から』（二〇〇九）

（村田豊久著　慶應義塾大学出版会）

一九六二年九州大学精神科の入局者は十名、村田君とボクはそのなかにいた。マニュアル医療などのない牧歌的時代だったので、医局で夢を語り合うゆとりがあった。村田君は「子どもには未来がある。だから、子どもの精神科医療をしたい」と言った。ボクは「結局、死ぬときに自分の人生をどう納得するかだけだから、死の臨床をしたい」と言った。近年、老人医療や緩和医療と接するようになり、ようやく夢の実現に近づいているが、それまでの紆余曲折の間にも「死に際しての納得」という不景気な夢を拠りどころに発想し道を選んできた。村田君の方は、夢の初心を貫いた。そしてほぼ半世紀が過ぎた。

いま自分が提出する診断や見立てやかかわりで、この子の未来がよりよいものになるといいなあ」が村田君の臨床姿勢である。いまだ来たらずの事態は誰にも見通せないから、用いられるのは経験と知識と共感と祈りと、そしてなにより、寄り添って試行錯誤の旅をしようとの決意である。これが臨床家の「正しい」ありようであり、親業の理想像でもある。その具体像がページごとに示される。専門書でありながら、童話に似た癒しの力を持っている。専門家・素人を問わず、ゆとりと夢を失っているすべての人に本書を推薦する。

なかでも、マニュアル医療の「正しい」を拠りどころに日々を送っている臨床家は、あなたのありように再考を促す文言に触れてほしい。そこには、村田君の怒りが柔らかい言い回しでくるまれて提出されている。村田君の怒りは、本来受益者であるはずの子どもの代弁であると思って読むと、こころ沁みるはずである。

「不幸ないじめ自殺が、日本の教育のあり方を考え、良い方向に変えていく契機とならなくては、自殺した子どもたちに申し訳が立ちません」

村田君にとって症状とは、この子が困難を乗り越えようとするもがきの姿である。言い換えると、個体と状況とのかかわりの場に生起する現象である。症状を個体の側のこころや脳の病理のせいにする考え方を拒否する。寄り添って進む姿勢からの自然な成り行きであり、すべての臨床家と家族に手本としてほしい思考習慣である。とはいえ、村田君は病理を無視しているのではない。「その子どもがどうしたら落ち着き、皆と交流でき、発達もすすんでくるかを、子どもとのかかわりのなかで考えます。そしていろいろ考えあぐねていると、やっと、〝問題は、この子どもの注意持続力の短さ、あるいは読み書き、計算の苦手さにあるのだな、それが子どもたちの不適応行動を引き起こしているのだろう〟という臨床的あるいは治療教育的なひらめきが起こってきます」と言う。アスペルガーやカナーの障害概念についても発祥のいきさつにまでさかのぼり、援助活動を介しての「ひらめき」に発することを論証している。

コミュニケーションを自身の営為としているせいで、本書に登場する自他の知識や理論や概念はよくこなれて平易風の表現になっている。ボクらの恩師、桜井図南男先生は江戸っ子だったので、知識の蘊蓄垂れを野暮だとお嫌いで、理論の核心を平易な日常語で解説する妙技の持ち主でいらした。平易な表現でありながら、受け手の力量しだいで、浅くも深くも啓発されうる。久しぶりに、あの妙技と同じものに出会い、懐かしさとチョッピリ口惜しさがある。

いま一つ気がついた。本書には「悪役」が登場しない。「悪役」に事態の責任を負わせる「水戸黄門物語」風の論述は手抜きの作業で読む気にならない。本書の登場人物はみな、子どもの援助者・理解者として努力を惜しまない。そうできない人物はそれなりの事情の被害者である。そして、害をもたらしている事情は社会の風潮やシステムである。村田君はそうした外部状況に改善の要望やヒントを提示するが、糾弾はしない。評論家にはならず、子どもの傍らに留まるという節操のようなものが伝わってくる。それが、論述に力を与えている。

（こころの科学　一五〇巻）

〔二〇一八年追記〕

村田君は初期に担当した自閉症の数人と今もなおつきあっているらしい。実に五十年を越えるつきあいである。すでに老人になろうとする彼らが村田君を慕って訪ねてくるらしい。その自然発生的フォローアップに根ざす村田君の言葉には比類ない重みがあります。

書評『LD・ADHD・高機能自閉症へのライフスキルトレーニング』(二〇一〇)

(小貫悟+東京YMCA ASCAクラス著　日本文化科学社)

日常診療の場面で、「発達障害」に注目せねばならぬ事例が増加し、世上でも取り沙汰されることが増え、仕方なく、本を読んだり当事者自身の著作を読んだりするにつれて、頭が混乱してまとまらなくなってしまった。苦しまぎれに、得られた情報を五つに分類してみた。多い順に並べると、①発達障害を探し出し分類する、方法や考え方についての情報。これと重複しているのが②学問の歴史や障害の原因についての論述、である。次に多いのは③対策についての助言。親に向け、教師に向け、社会全体に向けての助言であり。その多くは、定型発達者が多数を占める社会、のための対策である。対策の少数派は④障害者の能力向上を目指す援助方法であり、著者らの活動はここに分類される。そして現在増えつつあるのは⑤当事者の体験報告である。体験報告を発表できるのは、言語表現能力の優れた障害者であるとの限定はあるものの、体験者の声に気づかされる点が多い。しかも重い。

まず何より「目からうろこ」の気づきは、「発達障害者は発達の途上にあり、際限なく発達する」ことである。その点、「精神遅滞」と呼ばれる人々と同じである。つぎに、発達の凸凹は百人百様であり、援助の観点あるいは当事者の観点からは、種々の診断ラベルは無用である。どの凹部分を援助して、発達の可能性に期待するかが重要であり、通常の教育における「一人ひとりの個性に合った指導」と連続していることである。

発達障害者のなかには特殊な才能すなわち凸部分を持つ人があり、変わり者の天才は多い。そのことから、発達障害者への援助では、特殊才能の発掘とそれを伸ばすことに力点が置かれることがある。これは凸凹の顕著でない精神遅滞者への援助としては適切であるかもしれないが、援助者側のとっつき易さに基づく援助であり障害者の利益を優先していない、と著者は言う。当事者の体験報告は著者の主張を支持している。すなわち、発達障害者はみな、凹部分を苦しんでおり、そこを何とかしようとする脳のもがきがいわゆる二次障害の原因である。凸が精錬されても凹をめぐる苦しみは減らない。ただし、しばしばもがきの手段として凸部分が動員されて、二次障害を華々しいものにしている。むろん、凸部分に社会的役割を与えることが症状を平穏化させる効用はある。そうなっても、凹部分の苦しみは減らない。凹部分への援助が中心であるべきである。

前述の③の援助は、凹部分に負担のかからない外部環境の設定であり、それにより日常が楽になることは、以後の脳の発達を抱える環境づくりであるから、なおざりにされてはならないだろう。とはいえ、援助の中心となるべきは前述の④障害者の能力向上を目指す援助である。

評者の私見によると、④を三つの段階に分けて考えるのが便利である。④—1、凹部分を狭く同定し、そこを的にピンポイントでのトレーニングを課す援助であり、脳梗塞のリハビリテーションと同じ志向である。感覚統合訓練がそれであり、診断技法とトレーニング手法との精錬が目覚しい、最も期待される分野である。将来、薬物やサプリメントの発達もここと手を組める、純粋科学の分野である。ただし当面この援助が適応となるのは、日常生活での脳の仕事量が少ない幼児と、トレーニングの意図を理解して共同作業のできる社会能力を備えた障害者である。

④―2、日常生活での刻々の仕事をこなすのが困難な小児や大人には、脳の基礎トレーニングである感覚統合訓練の共同作業がやり難い。日常生活での脳の仕事の中心である対人の場をこなす能力の習得が先である。そのトレーニングとして、著者はすでに「ソーシャルスキルトレーニング」（『ＬＤ・ＡＤＨＤへのソーシャルスキルトレーニング』日本文化科学社、二〇〇四年）を出版している。そこでは、「遊び」「仲間活動」などの自己目的的活動が、対人の場でのスキルを養成し、ピンポイントではないものの、感覚統合訓練の効果をも持つことが示されている。

④―3、ソーシャルスキルトレーニングは対人場面でのスキルを養成するが、そのスキルは「仲間社会」での生きる技能である。人の自立には、「他人社会」での技能を身につけることが欠かせない。定型発達の児童は、社会生活場面での、現実的・具体的な技能を現場での試行錯誤と模倣とで身につけていく。その学習過程の大半は当人にも意識されないままに進行し定着する。発達障害をもつ児童ではこの学習過程が難しい。すべてを「意識して」学習せねばならない。ライフスキルトレーニングとはこの学習の援助法である。

現実的・具体的なスキルは無限にある。無限の中から、現場での試行錯誤と討論を経て、著者と仲間たちは百を越える課題場面を選び出し、大まかなジャンル分けと対象年齢の目安を付したうえで、それぞれに工夫を凝らしたエクササイズとさらなる展開についての提案を示している。どの一つを読んでも、援助現場の熱意と創意と知恵が伝わってきて新鮮な驚きがある。

良質の技術の常であるが、取り上げられている社会技能とそのエクササイズは、定型発達の児童の指導にも即座に使える社会技能訓練である。発達障害者の近辺にいる人、家族・友人などに限らず、定型発達者の教育や保育や児童心理にかかわる全ての人に役立つ内容である。

著者も述べているように、この技術はいまだ発展途上にある。いや際限なく発達する可能性を秘めているであろう。

本書の冒頭には、著者の現時点における理論化・知性化が語られているが。それは、夢中で援助の工夫を続けている活動の、現時点での理論基盤に過ぎず、著者と仲間が現場での工夫から生み出しつつある成果は、生育・発育・教育・練習・スランプ、脱皮、などなどの発育近縁の広い世界への知的刺激となり得るように思う。

本書は、援助者のための援助となるべく編まれている。ところが、多くの、ことに軽度の発達障害者は援助者を得られずに一人でもがいている。その人々のために、ライフスキルトレーニングの自習書のようなものを出して欲しい。おそらくジャンルごとの分冊になるだろうが、感覚統合訓練とソーシャルスキルトレーニングをも視野に入れた自習書を出してくださることを最後におねがいする。

（そだちの科学　一四巻）

〔二〇一八年追記〕

発達障害の重要な成因として食品汚染があげられています。さらに発達障害の脳は常に懸命に発育しようと奮闘しています。ですから食品汚染も薬品投与もできるかぎり控えることが望ましいと思います。そしてトレーニングは脳の自助活動により添う形・性質を目指すべきだと思います．

書評『もっと笑顔が見たいから——発達デコボコな子どものための感覚運動アプローチ』（二〇一二）

（岩永竜一郎著　花風社）

『そだちの科学』一三号の特集「おとなの発達障害」のなかで出会った、四文字「診断難民」に込められた怒りと悲しみが、ボクのこころにヒットした。診断と治療・援助との互助関係が廃れ、一方向の流れ作業と化したために生み出された「マニュアル難民」がボクらの領域に氾濫している。発達障碍については殊に顕著である。専門家は分類作業の精緻化に専念し、現場医師の多くは二次障碍に対する薬物使用だけで、障碍は放置である。援助者は生活の場での不器用を克服するための訓練に工夫を凝らすが、サーカスの犬の曲芸訓練との異同に注目していないようにも見える。

発達障碍とは脳の発育の遅れであり、脳自体は絶えず発育しようとしているのだとの前提に立てば、脳の発達遅滞部位を同定し、そこで進んでいる発育努力に寄与しようとする治療姿勢が生まれる。オシムさんや長嶋さんの治療は、おそらく薬物が中心ではなく、日常生活訓練がスタートでもなく、末端の感覚や単純な筋肉運動の訓練で始まっただろう。発達障碍の脳は単純な部分脱落ではなく、いくつかの機能間の協調や統合の遅れを含むだろうから、脳梗塞ほどに部位を同定するのは不可能である。それでも、神経機能の入力・出力・両者の統合の水際ギリギリに接近し援助を企画することは可能であろう。著者はそれを「ベースを育てる」と表現する。感覚統合訓練療法とはそれである。

ベースの障碍を同定するあるいは想定する、育てるための方策を工夫する、訓練への反応を観察することで障碍への想定を修正する、育てる方策をさらに工夫する、のくり返し、すなわち診断と治療・援助との互助関係が堅持されていることが、この療法の姿勢がマニュアル作業と異質であることを示しており、さらには擬似感覚統合訓練療法と本物との識別のコツでもある。

本物の方法論が堅持されているせいで、本書は一読してまとまりの悪い著述になった。それは当然で、発達の障碍は千人千色、援助の方法も千通り、いや発達するにつれて千変万化であるのが現場の知恵の特徴である。臨床は刻々と移りゆくのだから、精緻な分類は参照ていどにしか役立たない。そう思って読み直すと、この小冊子は臨床現場で著者が見出した知恵・工夫が満載である。著者自身も気づかずに語っている短いフレーズにも臨床のヒントが隠れている。マーカーを片手に、当面自分に役立ちそうなところを拾って読まれることをお勧めする。困難を抱えている当事者や家族にとって、それぞれに活用できる部分が必ずあると感じる。

ヒトの脳は巨大であるから、十全に発育するのは奇跡だ。誰しも何らかの発達障碍を抱えている。「個性」のほとんどをそれだと考えると、「あなたもわたしも、発達障碍。みんなみんな、発達障碍」となるが、本書のなかの気に入ったトレーニングを、「面白がって」つまり真剣に試してみると、中高年になっても脳の発育の可能性があることが確かめられ、幸せな気分になる。

ところで、著者へ提案がある。ボクは臨床現場で、次の二点を大切にしている。①苦しい時には本人の隠れた能力が発揮される。②安心した状況では好奇心を伴った動きが生まれる。それは脳を発育させようとする自発訓練である。①の困難状況克服スタイルはすでに獲得している能力の再発見と拡充であり、多くの訓練の特徴であるが、むしろ、病からの回復援助での対処法開発のコツである。不穏になり叫ぶ子にはカラオケを、耳を覆ってうずくまる子にはダンボールハウスや消音ヘッドホンを、飛び跳ねる子にトランポリンから縄跳びへ、はそれである。②は新鮮なパターンの開発である。好奇心を伴った動きには、真剣な面持ちと面白がる雰囲気と一休みした時の「笑顔」が観察される。キーワードは「気侭勝手」である。有効な状況には、子どもの安心があり、しかも好奇心からの選択可能性が多様な、すなわちアフォード力の豊かさがある。ボクらの幼い頃の「自然」はそうであった。近年の発達障得の増加は、①の増大と②の貧困が一因ではないか。好奇心に主眼を置いた技法の開発も欲しい。

（こころの科学　一六四号）

〔二〇一八年追記〕

岩永竜一郎先生はボクの尊敬する専門家です。先生との出会いはこの書評です。書評が縁となって生身の出会いが生まれました。『発達障害は治りますか』（花風社、二〇一〇年）です。充実した対談となりました。

書評『ぼくらの中の発達障害』（二〇一三）

（青木省三著　筑摩書房）

なかばまで読み進んでいる途中、ボクの内側にスーッと涙のような流れを体感しました。自分の人生での数限りない「生きにくさ」が他者に理解された、そして自分自身でも理解できたという、安らぎをともなった静かな歓びがありました。この理解は「発達障害」とラベルされている人々へのボクの理解もきめ細やかにするだろう。本書を多くの人々に読んでもらいたい。それが、頼まれてもいない書評を申し出た動因です。

近ごろ大きな書店のコーナーには「発達障害」関連の出版物が溢れています。その大部分は「発達障害」を知的に理解しようとする「客観的に行動を観察し、障害特徴に当てはまるものを探す……」著者が「外から目線」と呼ぶ記述内容です。「診断基準の項目は、苦手なことやできないことであり、基本的に短所から成り立っている」ので、「その人がどのような気持ちで何を考えて生きているかということに目が向かなくなる」方向へ読者をみちびきます。発達障害者の適応不全が、難治性の統合失調症と誤診され、精神科閉鎖病棟の住人にされている風潮の大きな要因です。

次に多いのは「援助法」のガイドです。これもその多くは「外から目線」の影響下にあり、被援助者の奇異な言動を処理する技術の趣があります。「考えと意志をもった主体」すなわち「体験者自身」は蚊帳の外です。目を凝らして探すと、膨大な出版物の中に当事者の体験記を見出します。ボクはそうした体験記から学ぶことが多く、若い人々に推奨してきました。

ずいぶん前のことですが、主要な内科疾患を採り上げ、自身それを患っている医師が執筆を担当した医学書を読んだことがあり、記述内容が通常の内科教科書と大きく違うのにショックを受けました。客観的知識と体験者としての主観とを兼ねている一人の個人が生みだした考えこそ、援助活動の基盤として役立つ「理解」です。「外から目線」の知識と、別人である当事者の体験記とを突き合わせてみても、隔靴掻痒のもどかしさがあり、深さときめ細かさが、個人の内側で突き合わされた記述には敵いません。

表題「ぼくらの中の」には二重の意味が含まれています。ひとつは、ぼくらの付き合っている周囲にさまざまな、千差万別の発達障害者があり、現行のタイプ分けは現実と合わないとの意と、ぼくたちは皆、自身の中に発達の遅れや歪みをもっているとの意です。本書を手にとって、わずか数ページの最終章「君も僕も発達障害」を読んでください。ここに著者の立ち位置があります。客観的専門知識とさまざまな場面で「生きにくかった」体験者としての自省とを突き合わせて生みだした理解（仮説）をもとに、著者は「困っている人」を観察し問いかけ聞き入ります。次第に、「周囲を困らせている」奇異な言動が「困っている人」のもがき・試行錯誤・悲鳴・絶望であるとの理解（仮説の検証と深化）へと進みます。そのプロセスは同時並行して、対話の相手の内側に「生きにくさ」が他者に理解された、そして自分自身でも理解できたという、安らぎをともなった静かな歓びを生じさせる精神療法になるはずです。そして、著者への照り返しとして「人は、皆、グレーゾーンに生きる」という人間観が生まれました。著者は精神療法、それも特定の学流に属さない、常識や人間知を踏まえた精神療法を追求してこられました。その歩みにさらに確かな足場を築かれたようです。

思い返せば、ボクは若いころ「境界例」の精神療法に専念しました。そして到達したのは「あなたも、わたしも、境界例。みんな、対象不安を抱えて。それを自己欺瞞する活動に専念しているのだ」との信念でした。以後、その信念に支えられて、技術が進歩したような、型が崩壊した結末になっています。著者への親しみが増しました。

それはともかく、本物の「理解」は、自他の壁に穴を開けて、双方の気持ちや考えが行き交う「相互理解」を助けます。通訳の機能です。本書は通訳の機能をもっているので、援助する側・される側の人々、専門職に限らず、すべての人に読んでほしい。自身の内なる発達障害を感知できると、有害な野次馬になることを免れます。

（こころの科学　一六八号）

〔二〇一八年追記〕

現代のわが国で大学教授であることと臨床一筋であることとを両立させるのは難しい人生です。青木先生はその苦労をひきうけて来られました。先生の著作はすべてその苦労の結実です。退官後の羽ばたきを期待しています。

書評『伸ばそう！　コミュニケーション力――不器用でも、体力なくても、友だちいなくても、今日からできるワクワクトレーニング』（二〇一四）

（森嶋勉著　花風社）

ブームと言っていいのだろう、大型書店の発達障害のコーナーには関連図書が溢れている。ほとんどは発達障害を「知り・分別分類し・管理する・啓蒙する」を目的としており、当事者や家族に未来と夢を与えることを意図したものはごくごく稀である。

森嶋勉さんは大阪市でNPO法人「児童デイサービス　チットチャット・スポーツ塾」二店舗を運営し、発達障害児童の育成と指導者の育成とに邁進している。そこへ、これもまた発達障害者への援助に腐心している浅見淳子さんが押しかけて対談をもちかけることでこの本ができた。浅見さんの自問自答体験に発するツッコミで森嶋さんの本音が引き出され、実践に有用な内容となっている。

森嶋さんの基本姿勢は①コミュニケーションとはコトバのやりとりではなく、自他の関係の能力であり、その基盤は身体の動きを介しての出入力の統合とそれがもたらす「世界像の構築」である。②「できなかったことができるようになった」体験がもたらす「自己肯定感」の積み上げが、さらなる成長を意識・無意識裏に駆動する。そのサインは「ドヤ顔」すなわち得意顔である。③指導者が課題を与え、遂行できたら褒めるという、ありがちなトレーニングの形態は「ドヤ顔」を生むことはない。なぜなら、それは定形発達社会独自の「俺ルール」への馴致であり飼育であり、「自主性」も「意欲」も「試行錯誤力」も「自己肯定感」もそして何より「生きていることの歓び」も生じることはない。歪んだ「世界像」を固定化させるだけである。⑥トレーニングのプログラムは「目前のその子」の瞬間瞬間の水準に合わせ、一ミリほど難しい目標を設定して、励まし、成功体験へ導くのだ。したがって一対一の個別指導以外にありえない。⑥どんなに不器用で運動が苦手でも、運動を嫌いな子はいない。競技を嫌いなだけである。

誤解がないように付け加えると、森嶋さんはそうした基本理念・理論に基づいて指導をしてきたのではない。列挙した基本姿勢は、実践体験のなかでの彼の感想を評者がまとめたものに過ぎない。

そうした基本姿勢で個別指導を行う際の指導者には、「場面を共有し、関係性すなわちつながりをつくり維持する」能力と「瞬間対応する力」が何よりもまず要請される。森嶋さんは現場の指導者たちに「子どものど真ん中に入れてもらえ」と繰り返し強調する。ど真ん中に入れてもらうことを妨げているのは子どもの「自閉性」などではない。定形発達者側が身につけてきた「俺ルール」、つまりこちら側の「自閉性」なのだ。その俺ルールを脇に除けて、まず生物共通の「ふれあい」すなわち「皮膚接触」を、これも一ミリから開始すれば「ふれあいを好まない子」など皆無であるというのが森嶋さんの体験からの確信である。

以上は評者の勝手な要約であり、本書の実態は写真や漫画風のイラスト満載であり、それらは遊びを介してのトレーニングの実際の提示、それと、森嶋・浅見お二人の対談である。森嶋さんが語っているように、親子関係こそは一対一対応であり究極の個別指導であり、しかもそのなかで親のほうもまったく同じトレーニングの効果を受け、心身が成長することになるのだから、本書は専門家より障害児の家族にとって直接の有用性があろう。ただし、提示されている実例は瞬間瞬間の工夫が生み出した成果の例示であり、読者が障害児との場で提案することになる課題のヒントに過ぎない。それらをマニュアルとして用いては一ミリの工夫の技術「瞬間対応する力」が育たず、森嶋さんの基本姿勢が捨てられていく結果となろう。

すでにお気づきの読者もあろう、本書の価値は発達障害者のトレーニングのすぐに役立つ実用本であるに留まらない。①個人の成長は心身一如のものであり、さらには「関係性」抜きではありえないこと。②達成がもたらす自己肯定感こそ、いのちの原動力であること。③成長にかかわる指導者はどのようであらねばならないか。④「知り・分別分類し・管理する・啓蒙する」行為に従事するときの留意点。ひいては、それらの成果である文書や出版物に接する際の心得などについて連想を広げる力を持っている。

（こころの科学　一七五号）

〔二〇一八年追記〕

「医学」が脳と心とのつながりと関係についての思弁の水準で立ちどまっている現在、援助の現場にいる人々は両者の関係に注意を向けている。向けざるを得ないからです。「眺める」と「かかわる」の差だと気づくと連想が拡がります。

書評『発達障害の原因と発症メカニズム――脳神経科学からみた予防、治療・療育の可能性』（二〇一四）

（黒田洋一郎、木村‐黒田純子著　河出書房新社）

待ちに待った黒田先生夫妻の書書が出た。いま書店には、「発達障害の……」と題した書籍が溢れている。多くは啓蒙書であり、治療者・家族・当事者にとって無用であったり、未来への希望を失わせる有害な書籍である。有用な助言を授けてくれる本ですら、足元の定まらない宙ぶらりんの心境から救い出してはくれない。「原因と発症メカニズム」を教える記述が皆無であるからである。

われわれが知っていたのは、①おそらく生来の脳機能の凸凹があり、そのせいで社会生活が不器用で不適応を起こしやすく、二次障害や非社会的行動が起こりやすい。②両親に風変わりな人がしばしばいて、何らかの遺伝的要素が関与しているらしい。しかし、両親は社会人として機能し家庭を営んでいるのだから、子どもの呈している凸凹は桁違いである。何らかの付加因子を想定すべきである、という程度であった。もはや、脳科学のプロに登場してもらうしかない。ついに願いが叶い、手にしたのは望外の知の宝庫である。待った甲斐があった。

夫妻は臨床家ではなく脳の研究者である。そして、優れた基礎科学者に共通する、自身の研究が社会に貢献することへの切なる願いがある。必然として視野は限りなく広がるし、最新の科学知見を素人にわかりやすく伝えようとの情熱と工夫が一貫している。「はじめに」のなかで「発達障害関係の論文や本を山ほど読んだが」とさりげなく述べている、その実数は二千を超えるという。それらからの情報が整然とした論調でまとめられている。

記述の進め方にも苦心の工夫がある。まず「はじめに」で本書の論述のエッセンスを三つの部分に分けて、第一は脳の「仕組み働きの原理『遺伝と環境の相互作用』」、第二は「原因が環境要因とわかれば、原理的に予防できること」、第三は「発症メカニズムと治療・療養の可能性」、と述べている。読者はまずこの「はじめに」を読んで、この知の宝庫に分け入る手順を選ぶことをお勧めする。最初のページから読んでいったら、よほどタフな脳の持ち主でも息切れしてしまうだろう。

多くの援助者や家族や当事者には、まず、第十章「治療・療育の可能性と早期発見」を、次いで第九章「発達障害の予防はできる」を読むことをお勧めする。そののち、目次を眺めると、二つの章を読んで自分のなかに生じた疑問や関心が、目次のそれぞれの小項目にヒットするはずである。論述の細部がそれぞれ他の章の細部と有機的につながっているからである。あたかも脳内のシナプス網の構造を思わせる。まさか著者のカラクリ細工ではあるまい。情報の本質が網の目なのであり、それが具現していることが本書の情報の確かさの証なのだろう。

医師である読者は第一章「『環境と遺伝の相互作用』からくる脳の個人差の実態」から順に読み進めるのもよいかもしれない。医学生の初年度に解剖学を学んだのと似ているが、脳の神経回路の説明で、これほど精妙でわかりやすい講義を聴いたことがなかったので、老生にとって嬉しい勉強であった。次いで第二章「症状の多様性と診断のむずかしさ」は「診断」という作業の本質にまで踏み込んで考察されており、「目からウロコ」の感慨がある。
なお「この点については第〇章で詳述する」という文章に出会ったら、読み進むのをいったんやめて、その章に移って読むのがいい。なぜならそれらの情報は著者のなかでは一体になっており、本書の著述の都合上やむなく別々の場所に置かれているに過ぎないから、そこへ跳ぶことで著者の世界に近づくことができるからである。
本書は純粋科学からの提言であり、政治的な意図はない。にもかかわらず、優れた基礎科学者が環境をテーマにしての情報を提示するという立場と、社会に貢献すべきとの良心のゆえに、発言は政治・政策への提言とならざるを得ない。たとえば、放射能を含めた環境汚染の報道でしばしば「確かな有害性は認められていない」に類した行政側の発言が聞かれる。これに対し著者は、はっきりした実証データが揃ったときはすでに手遅れであり、「予防原則」が世界の潮流となっていることを「地球温暖化」やその他の例を挙げて繰り返し語っている。事態は発達障害にとどまらない。

（こころの科学　一七八号）

〔二〇一八年追記〕
「発達障害」に関わる人々、すなわち当人、家族、援助者、医療関係者、行政、すべての人に推賞する第一の書です。科学者であることの基盤にある、あることが望ましい、「熱情」についても教示する論述です。

書評『自閉症スペクトラムの精神病理――星をつぐ人たちのために』(二〇一六)

(内海健著　医学書院)

その昔、精神病理学は臨床の方法でした。思索の排除を党是とするＤＳＭと多数決を支えとするＥＢＭによって臨床の場から閉めだされ、好事家の手慰みと位置づけられてしまいました。臨床のデジタル化です。それは生物学的精神医学のせいではありません。生物学的精神医学の側からは精神病理学への接近の動きがあります。神経心理学がそれです。観察を手がかりに体験へ迫ろうとの動きです。「こころある臨床」への志向です。他方、精神病理学は観察と思索、そして観察の深化という従来の方法論に固執しているようです。新たな観察結果に新たな概念言語が貼りつけられると、それもまた文字言語というデジタル化であり、「こころなき」好事家の世界です。

「体験へ迫る」の新しい好ましい方法は「双方向性」すなわち対話です。そして、絶えず新たな展開をし続ける対話の産物を「現実」とみなす新たな方法論がさかんになりつつあります。ＤＳＭやＥＢＭはその方法論を採用しているようです。対象とされている病者と対話が展開しうる知識を目指しています。精神病理学も体験へ迫ろうとするなら、体験者との対話、なかでも病者自身の観察者部分との対話に依拠して思索を進める方法論を採用すべきでしょう。

そうすることで神経心理学との対話が可能な方向への歩みとなり、好事家の手慰みを離れます。

あらかじめ用意された準拠枠に沿って体験世界と行動とを改変する「精神療法」と袂を別ち、体験それ自体への双方からの観察と認識を病者と対話する、を方法とする新たな精神病理学を志向し続けている著者が、満を持して世に問う本書を歓びを込めて推奨します。「自閉症スペクトラム」は著者の方法にとって最適の相手です。「自分自身についてのよい語り手であるより、よい書き手である」からです。出版されている彼らの手記から、精緻な体験記述と自己観察の資料が引用され、投げ返し可能な記述理解（文字言語を介しての対話）が提示されて、治療者であるボクらの、現場での理解や言語・非言語での発信の指針となります。たとえば、生活現場での対話から切り離された分野についての観察と言語化が健全であることを活用して、その分野を生活の拠りどころにするように勧めることです。研究者や好事家のなかで優れた業績を残している人々の後裔です。

本書は理解しにくい論述です。言語表現の水準以前の体験を記述しているので当然とも言えますが、なにより著者が到達した核心の理解から説き始めていることが取っつきにくくしています。まず「あとがき」から読み始めて「終章→十三章→十二章→……」と遡って読み進むと、ボクらの現場での体験と響きあうので著者の思考についていきやすいです。わからない部分は前のほうで解説があるだろう、と頭に置いておく読み方で十分です。読み進むにつれて既存の知識や認識が崩れる体験が続きます。思い込みからの解放です。

著者の到達した認識を粗雑・乱暴にまとめると、われわれがその存在すら意識しない、感知機能（直観という機能の基盤）の欠損があり、健全な脳機能をフル回転させてそれを弥縫する努力の成功と失敗の、切ない姿です。

その欠損はおそらく脳の欠損でしょう。生物学的精神医学はヒトと他の動物との垣根を取り払うことで進化しました。精神病理学も動物の精神へ思索を広げ、動物の直観機能の在りようと欠損に注目すると異業種との対話が可能となりましょう。近年の自閉症の激増の主要な原因として環境汚染が指摘されています。その分野の研究に示唆となる観察と思索を志向することは、精神病理学を自閉の世界から対話の世界へ救出します。著者はすぐ近くにきておられます。

（こころの科学　一八七号）

〔二〇一八年追記〕

ボクは自分の連想を誘発する作用の強弱で、他の人の文言の質を量る癖があります。その物差しによるとこの本は最高ランクです。連想の噴出で脳が苦しいほどです。その様の一部が書評に表出されています。

あとがき

まえがきに述べましたように、本書は『発想の航跡』という著作集用の原稿からの抜粋です。もともと年代順に並べていたものをジャンル分けしましたので、ボクの発想の流れが前後して、細かな点が食い違っている感があります。その際は、初出の年代を参照して理解を整理してください。その際、「イントロダクション」の記述が最新のものですから、対比してください。

本書の編集に取り掛かってから、新しい気付きがありました。それは、自分自身「発達障害」を抱えており、しかもそれを自認していない医師や教師や援助者が「発達障害」当事者に無理解・無理強いによる害を与えていること、その酷さは「定常発達者」以上であること、さらに驚くべきは、自分自身の「発達障害」を受け入れ、その性情を自己観察している医師や教師や援助者は、もっとも適切なかかわりをなし得ていること、です。これは、いろいろな領域にも敷衍できる「人間知」であるかもしれません。

今回も伊藤維子さんに素敵なイラストを描いていただきました。ありがとうございます。

二〇一八年夏

著者略歴

神田橋條治（かんだばし　じょうじ）

1937年　鹿児島県加治木町に生まれる

1961年　九州大学医学部卒業

1971 ～ 72年　モーズレー病院ならびにタビストックに留学

1962 ～ 84年　九州大学医学部精神神経科，精神分析療法専攻

現　在　鹿児島市　伊敷病院

著　書　『精神科診断面接のコツ』岩崎学術出版社，1984年（追補1994年）
『発想の航跡　神田橋條治著作集』岩崎学術出版社，1988年
『精神療法面接のコツ』岩崎学術出版社，1990年
『対話精神療法の初心者への手引き』花クリニック神田橋研究会，1997年
『精神科養生のコツ』岩崎学術出版社，1999年（改訂2009年）
『治療のこころ１～ 23』花クリニック神田橋研究会，2000～2018年
『発想の航跡２　神田橋條治著作集』岩崎学術出版社，2004年
『「現場からの治療論」という物語』岩崎学術出版社，2006年
『対話精神療法の臨床能力を育てる』花クリニック神田橋研究会，2007年
『ちばの集い１～７』ちば心理教育研究所，2007～2012年
『技を育む』〈精神医学の知と技〉中山書店，2011年
『神田橋條治 精神科講義』創元社，2012年
『神田橋條治 医学部講義』創元社，2013年

共著書　『対談 精神科における養生と薬物』診療新社，2002年
『不確かさの中を』創元社，2003年
『スクールカウンセリング モデル100例』創元社，2003年
『精神科薬物治療を語ろう』日本評論社，2007年
『発達障害は治りますか？』花風社，2010年
『うつ病治療――現場の工夫より』メディカルレビュー社，2010年
『ともにあるⅠ～Ⅴ』木星舎，2014年，ほか

訳　書　H. スポトニッツ『精神分裂病の精神分析』（共訳）岩崎学術出版社
C. ライクロフト『想像と現実』（共訳）岩崎学術出版社
A. クリス『自由連想』（共訳）岩崎学術出版社
M. I. リトル『精神病水準の不安と庇護』岩崎学術出版社
M. I. リトル『原初なる一を求めて』（共訳）岩崎学術出版社
M. M. ギル『転移分析』（共訳）金剛出版

発想の航跡 別巻
発達障害をめぐって
ISBN978-4-7533-1142-2

著　者
神田橋 條治

2018年10月29日　第１刷発行
2023年２月１日　第４刷発行

印刷　(株)新協　／　製本　(株)若林製本工場

発行所　(株) 岩崎学術出版社　〒101-0062 東京都千代田区神田駿河台 3-6-1
発行者　杉田 啓三
電話 03(5577)6817　FAX 03(5577)6837